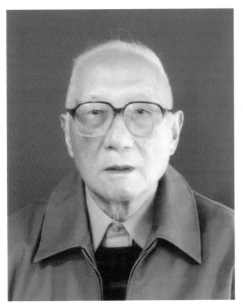

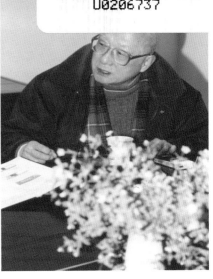

管汾教授

管汾在学术会议上发言

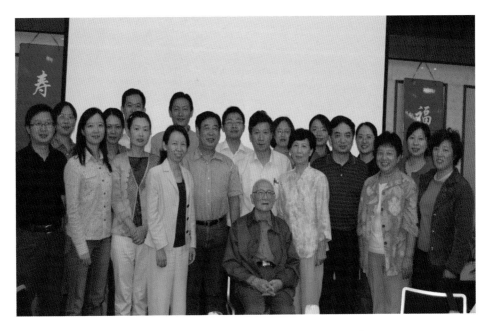

管汾八十大寿与江苏省中医院皮肤科医护人员

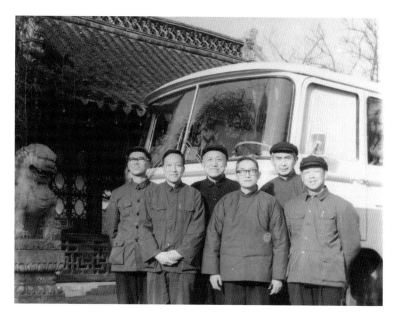

管汾与赵辫、张振楷、李凤岐、戴骥盈等教授

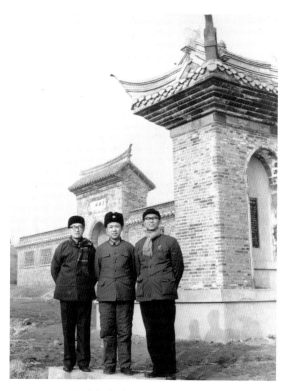

管汾与倪容之、李凤岐教授

当代中医皮肤科临床家丛书

管汾

主编◎魏跃钢　闵仲生

主审◎管　汾

中国医药科技出版社

内 容 提 要

　　管汾教授从事中西医皮肤科临床工作近 60 年，尤其是在皮肤病的中医诊断和中医辨证论治方面积累了丰富的临床经验，在全国中医皮肤科界和江苏省内具有极高的声望。本书包括：医家小传，学术思想与认识，常见皮肤病辨证论治心得，特色疗法，临床验案，医话与文选，传承与创新，年谱等内容，系统阐述了管汾教授的学术思想。可供中医师、临床医师及中医爱好者参考学习使用。

图书在版编目（CIP）数据

　　当代中医皮肤科临床家丛书. 管汾/魏跃钢，闵仲生主编. —北京：中国医药科技出版社，2014. 10

　　ISBN 978 - 7 - 5067 - 6824 - 5

　　Ⅰ. ①当…　Ⅱ. ①魏…　②闵…　Ⅲ. ①皮肤病 - 中医治疗法　Ⅳ. ①R275

　　中国版本图书馆 CIP 数据核字（2014）第 103198 号

美术编辑　陈君杞
版式设计　郭小平

出版　中国医药科技出版社

地址　北京市海淀区文慧园北路甲 22 号

邮编　100082

电话　发行：010 - 62227427　邮购：010 - 62236938

网址　www. cmstp. com

规格　710 × 1020mm ⅟₁₆

印张　11

字数　167 千字

版次　2014 年 10 月第 1 版

印次　2014 年 10 月第 1 次印刷

印刷　三河市百盛印装有限公司

经销　全国各地新华书店

书号　ISBN 978 - 7 - 5067 - 6824 - 5

定价　**25. 00 元**

本社图书如存在印装质量问题请与本社联系调换

本书编委会

主　编　魏跃钢　闵仲生

副主编　刘　岩　孟　宁

编　委（按姓氏笔画为序）

王子雄　王晓华　司在和

朱黎明　孙兆圣　陈　力

单敏洁　栾立云

主　审　管　汾

序 言
XU YAN

皮肤病是临床上的常见病、多发病，中医治疗皮肤病特点、特色突出，疗效明显，几千年来为广大人民群众的身体健康做出了巨大的贡献。中医皮肤科名老中医长期从事临床实践，积累了丰富的临床经验，形成了独特的学术思想体系。

多年来，国家有关部门非常重视名老中医的传承与创新工作，1990 年人事部、卫生部、国家中医药管理局共同颁发了《关于采取紧急措施做好名老中医药专家学术经验传承工作的决定》，科技部"十五、十一五、十二五"先后立项研究名老中医学术经验的整理与创新，国家中医药管理局成立名老中医传承工作室。为中医皮肤科名老中医传承与创新工作的开展起到了极大的促进作用，从而取得了斐然的成绩。

为了进一步加大中医皮肤科名老中医临床经验与学术思想的整理，中华中医药学会皮肤科分会，在中国医药科技出版社的支持下，组织全国最著名的中医皮肤科专家的传承人，编写了《当代中医皮肤科临床家丛书》第一辑，共十三册，包括禤国维、边天羽、管汾、欧阳恒、马绍尧、秦万章、庄国康、徐宜厚、王玉玺、艾儒棣、王莒生、喻文球等名老专家分册。每分册从医家小传、学术思想、方药心得、特色疗法、临床验案撷英、医话与文选、传承、年谱等方面进行了详细的介绍，为中医皮肤科名老中医临床经验与学术思想的系统整理和学术流派研究做了一次初步的尝试。

在本丛书的编写过程中得到了上述各位名老中医及传承人的大力支持，得到了分会段逸群、杨德昌、陈达灿、刘巧、范瑞强、李元文、刁庆春、卢桂玲、陈晴燕、李斌、刘红霞、王玮臻、周冬梅、周小勇等教授的关心和帮助，得到了中国医药科技出版社的鼎力相助，在此一并表示衷心的感谢。

由于时间匆忙，疏漏、错误肯定不少，恳请各位同仁批评指正。

杨志波
2014 年 8 月于长沙

编写说明

中医皮肤科历史不长，属于中医学中后起的、不起眼的小学科，但却是具有鲜明中医特色的一门学科，有一批执着的人为了这个学科的建立和发展付出了辛勤的劳动，管汾教授就是其中突出的一位。

皮肤病种类繁多，病情变化复杂，患者表现差异较大，许多皮肤病缺少有效的治疗方法和手段，而中医对很多皮肤病的治疗具有独特的优势。近年来，很多西医也汲取中医治疗方面的经验，并力所能及地开展一些中医的治疗项目，其治疗的安全性和有效性越来越被广大皮肤科医生所认可。

管汾教授早年学习西医，师从中国皮肤科泰斗杨国亮教授，工作后又参加西学中班专业学习中医，从事中西医皮肤科临床工作近60年，尤其在皮肤病的诊断和中医辨证论治方面积累了丰富的临床经验，在全国中医皮肤科界和江苏省内具有极高的声望。他早年编著的《实用中医皮肤病学》是许多人学习中医皮肤科的必读之书，在中医皮肤科界有很大的影响，他的许多协定处方被省内外同行广泛应用，至今江苏省中医医院皮肤科院内经典成方及外用制剂几乎都出自管老的经验。另一方面，他在江苏省内首先创建了中医皮肤科，培养了大批皮肤科人才，他们在各自的工作岗位上成为中医皮肤科的骨干，他们也继承培养了更多的学生，使我们的中医皮肤科事业得到了进一步的发扬光大。

我们在大学期间就拜管汾教授为师，跟随他学习，多年来受益良多，也就越发感到，如果不能让更多的同行分享管老的经验，将是一件憾事。他为人处事一向低调，不愿过多宣传自己，年轻一辈的医师对他知之甚少，这又让我们更感到总结管老经验的迫切。今天恰逢中华中医药学会皮肤科分会组织出版《当代中医皮肤科临床家丛书》，我们将管老的经验加以总结，特编写此书，希望上述遗憾能得到某种程度的弥补。

本书遵循恩师的学术观点，遴选了一些他早年的典型病案进行分析，许多内容出自恩师所著《实用中医皮肤病学》，还有不少内容节选其讲稿及文章，收录了一些学生所写的论文及学习心得体会。由于我们学识浅薄，恐对恩师的学术思想把握不准，领会不透，难以充分展示恩师学理、医术的博大精深，再则时间仓促，收集资料不全，由于年代久远，许多资料已经遗落，加上成书在即，错误在所难免，凡此均望同道不吝赐教！

编　者
2014 年 5 月于南京

目录

第四章　特色疗法 / 59

第六章　医话与文选　/ 94

第七章 传承与创新 / 141

第八章 年谱 / 159

第一章　医家小传

　　管汾，上海市人，中国农工民主党党员，主任医师、研究员，江苏省首批名中西医结合专家，全国著名中西医结合皮肤病专家。1954 年毕业于上海第二医学院（原圣约翰大学医学院）医疗系（七年制），获得理学士及医学博士（90 年后补发）学位。在学校学习期间，参加由卫生部指定中国皮肤科事业创始人杨国亮教授举办的全国皮肤科师资班学习，并在毕业后一直从事皮肤科事业至今。先后在江苏医学院、南京医学院附属医院皮肤科从事临床、科研、教学工作。1958 年他被选派到南京中医学院参加西医离职学习中医班学习，经过 3 年的刻苦学习，充分掌握中医基础理论，结业后于 1966 年调入江苏省中医药研究所（当时与江苏省中医院合一）工作。曾担任江苏省中医院（南京中医学院附属医院）皮肤科主任，且曾任全国中西医结合学会皮肤科专业委员会委员、江苏省中西医结合学会皮肤科专业委员会主任委员、江苏省中医药学会皮肤科专业委员会主任委员、全国中医皮肤美容专业委员会主任委员、江苏省医学会皮肤科分会委员、南京市医学会皮肤科分会副主任委员等，主要社会兼职有：《中华皮肤科杂志》编委、《临床皮肤科杂志》常务编委、《银屑病通讯》编委、《江苏中医》编委、江苏省卫生厅药品评审委员会委员、江苏省卫生厅职称评审委员会委员、江苏省卫生厅科学进步委员会通讯委员、江苏省激光学会医疗组顾问、南京同仁堂制药厂技术顾问、中国农工民主党江苏省委员会医卫咨询服务部技术顾问等。他治学严谨，医术精湛，行医五十余载，多次被评为单位先进工作者，为弘扬和振兴中医、中西医结合皮肤科事业做出了杰出贡献。

一、家庭熏陶，立志学医

　　管汾，1930 年 8 月出生在上海市的一个医学世家，祖父为中医，父亲为西医，令他深受家庭的熏陶，很早立志学医。1948 年高中毕业后他即考入到圣约翰大学医学院，圣约翰大学为教会学校，许多课程以英文授课，这使他打下了扎实的英语基础，良好的学习环境和氛围，则使他能全身心投入到广阔的医学海洋中尽情遨游，吸收知识。

上学期间正逢我国新旧社会交替时代，1949年新中国的成立更坚定了他学医报效祖国的信念，他自幼学习刻苦认真，此时对学医越发执着，学习亦更加勤奋。彼时医学人员还相当缺乏，面对旧社会遗留下来的娼妓泛滥，梅毒等性病相当普遍的情形，社会更缺少皮肤性病专业的医疗工作者。在上海第一医学院，我国皮肤科事业创始人之一的杨国亮教授倡导下，我们开始自己培养新一代的皮肤科专业人才，由卫生部指定，在全国挑选了一批优秀的学生，参加全国第一届皮肤科师资班学习，其中有赵辨、朱一元等后来大名鼎鼎的皮肤科专家，管汾即是其中之一，这也是他从事皮肤病研究、治疗的开始。在学习期间，管汾得到中国皮肤科泰斗杨国亮及秦启贤等著名教授精心指导和教诲，他曾说到，在华山医院实习期间，学到了许多皮肤病专业知识和实践操作，例如由于梅毒病人多，需要静脉注射，护士人手不够，忙不过来，他们时常要给病人打静脉针，时间长了，也练就出一手"一针见血"的技术。

二、挖掘宝库，学习中医

1954年管汾大学毕业后，分配到江苏医学院附属医院皮肤科工作，一年后江苏医学院由镇江迁到南京，改名为南京医学院，在附属工人医院皮肤科。那时的管汾，年轻要求上进，积极好学，将自己最美好的青春年代献给了医学事业，虽工作压力大，整天忙碌在门诊、病房，却仍不忘钻研业务，下班常去图书馆、资料室，科室的老前辈们也很关心他们这些年轻医师，指导他们工作、学习，使他们能尽快掌握皮肤科专业知识。

皮肤病种类繁多，病情复杂，皮疹多种多样，很多病都非常顽固，难以治愈，西医常常束手无策，这使他看到现代医学治疗的局限性。在图书馆他看到一些中医古籍中记载的关于治疗皮肤病的经验，再加上他祖父是老中医，从小的医学熏陶，使他萌生了学习中医的念头，并有将中西医融为一体的想法。1958年，这一愿望终得实现：正在句容农村进行巡回医疗的管汾接到医院的通知，让他参加南京中医学院第一届西医离职学习中医班学习。他告别了医疗队，和几十个有同样想法的年轻医师来到南京中医学院报到。那时的南京中医学院，对待学生要求非常严格，对他们这批学员也不例外。虽然离家不远，他平时也必须住校，不能随便外出，白天上课，晚上晚自修要点名，对这些已经成年且有家室、有孩子的学员而言，其苦可知。但付出才有回报，3年的封闭式学习，使他们很好地掌握了中医基础理论，管汾在学习总结中写道："理论学习一年半，学习了医经、医史、伤寒、温病、金匮、针灸、诊断、方剂、本草、内科、外科、妇科、儿科等课程，总的觉得通过系统的理论学习，丰富了对祖国医学的理论认识，掌握和运用这些知识，对临床起主导作用。"

在临床实习时，他不但学习了外科，中间也去内科实习，掌握了中医诊疗中辨证施治的原则，如他所说："通过对外科病的处理，对某些皮肤病可以做出异病同治、同病异治的处理，特别对皮肤病方面，通过实习，自己根据临床所见和体会，结合文献资料，摸索和归纳出一套祖国医学对皮肤病生理、病因病理、辨证论治以及护理预防等方面的论文，并在临床上熟练灵活地运用来治疗皮肤病，收获较大，在实习期间能独立进行工作。此外，通过老师的辅导，也获得许多老师对外科病方面的宝贵经验，对临床有很大帮助。"

1961年管汾以优异成绩结业，又回到南京医学院附属医院皮肤科工作。

三、探索创新，建立专科

参加西学中班学习后，他全身心投入到工作中，在临床采用中医、西医及中西医结合方法治疗皮肤病，取得了很好的疗效，深受病人们的欢迎。1966年江苏省卫生厅将管汾等一批西学中人员调入江苏省中医药研究所，以便扬其所长。当时的江苏省中医药研究所（现江苏省中医药研究院）挂靠在江苏省中医院内，尚没有独立的皮肤科，中医皮肤科又属于中医外科学的范畴，他因此在医院外科工作，在那里得到中医外科的前辈全国著名老中医许履和、干祖望教授等的指点，使他中医基础理论和诊疗水平得到进一步提高。

1966年正是文革的时候，在大规模的政治运动中，许多人投入到政治运动中，专业业务受到很大影响，管汾则始终没有放弃专业学习，白天参加运动，身不由己，他便晚上回家后自修，从不放松，所以文革结束时，有些人业务已经荒废了，而他却几乎没有受到影响。在他积极的要求和当时医院领导的支持下，1974年在江苏省中医院管汾成立了皮肤科，这在省内中医院中是第一家，填补了省内中医皮肤科的空白，其时放眼全国，中医院有皮肤科设置的，也是寥寥无几。他回忆道，那时的条件很艰苦，全部人马就两个人，除了他就是一位护士改行的医师。没有什么设备，皮肤病需要的很多外用药物也十分缺乏，他想尽办法研制了一系列皮肤科制剂，用于临床治疗，这其中不乏成功的范例，许多制剂已成经典，直到今天还在江苏省中医院应用，如治疗过敏性疾病的消风冲剂，治疗皮炎湿疹的除湿合剂、皮炎洗剂、止痒洗剂、黄芩膏、加味黄芩膏、大枫子酊、止痒酊、皮炎灵等，治疗银屑病的白疕合剂、双藤合剂，治疗脱发的养生丸、祛风换肌丸、首乌合剂、生发酊，治疗脂溢性皮炎的海艾散，治疗白癜风的白驳丸、白癜丸、白斑酊，治疗手足癣、甲癣的藿黄浸剂、土槿皮酊，治疗一些感染性皮肤病的青敷膏等等。科里不少医生运用这些药物有很深刻的体会，发表了不少此类研究论文。

四、从无到有，由弱到强

随着时间的推移，皮肤科的队伍在不断壮大。人员得到增加，到八十年代以后已发展到有十余名医生，直到九十年代初，江苏省中医药研究所与江苏省中医院分离，开办江苏省中西医结合医院。多年来，管老一直担任江苏省中医院及江苏省中西医结合医院皮肤科科室主任，为两院皮肤科的发展做出了巨大的贡献，在省内皮肤科学界享有很高的声誉。

1974 年创建皮肤科后，管汾既要上门诊，又要研制皮肤科用药，当年管汾研制的许多经典的药物一直用到今天，如消风冲剂，几十年来一直是江苏省中医院用量最多的中成药院内制剂，不但皮肤科用于风热型荨麻疹及皮炎湿疹类皮肤病，也被耳鼻喉科、眼科、儿科、呼吸科等科室用于一些过敏性疾病，深受广大病人的欢迎，许多外地病人慕名前来要求使用该药物，该药也为他赢得了省市科学进步奖；白疕合剂是治疗银屑病的有效方药；养生丸是根据古方神应养真丹为主治疗脱发的有效药物；皮炎洗剂是根据三黄洗剂方制成的治疗皮炎湿疹的外用洗剂；黄连膏是根据金匮要略中湿疹"用黄连粉主治"的学说，用黄连研末加凡士林调制而成的中药软膏，对湿疹有明显疗效，后因一度黄连药源紧张改用黄芩，并一直沿用到今天，期间又用黄连膏加枯矾、青黛等制成加味黄连膏（现为加味黄芩膏）可以治疗慢性湿疹、银屑病等肥厚性鳞屑型皮肤病；藿黄浸剂是治疗顽固性手足癣的特效药物，特别是肥厚顽固的皮疹，夏季三伏天用药效果尤佳；自拟的白驳丸、白癜丸是治疗白癜风的有效方药，解暑合剂是治疗暑湿型湿疹皮炎的药物，这样的自拟方还有很多很多……由于这些自制药物有明显的疗效，得到广大皮肤病患者的认可，所以多年来江苏省中医院门诊量一直在显著增加。

五、培养人才，壮大队伍

从 1974 年江苏省中医院成立皮肤科起，管汾即不断引进人才，无论是中医还

当代中医皮肤科临床家丛书

管汾

是西医，只要觉得对科室发展有利的人才他就要设法引进，到十年后的1984年，科室人员达到十余人，门诊量也得到较大提高。管老从事皮肤科学学科工作50余年，他精通中西医两套医学理论和实践，在皮肤科医疗、教学、科研诸方面积累了相当丰富的经验，获得了令人瞩目的成就。早在20世纪80年代初他即编写出版了个人专著《实用中医皮肤病学》，此书在国内皮肤科界有很大的影响力，是早年许多人学习中医皮肤科的必读之书，后来又参与了多部中西医皮肤科著作的撰写（如赵辨教授主编的《临床皮肤病学》、秦万章教授主编的《中西医结合皮肤病研究》等），并发表了中医、中西医结合论文数十篇，如"中西医结合治疗皮肤病的思路和方法"、"白疕合剂治疗银屑病"、"中医美容学"等。20世纪80～90年代，管汾先后倡导成立了江苏省中医、中西医结合皮肤科专业委员会，担任主任委员，1990年又主持成立了全国中医皮肤美容专业委员会，担任主任委员，开展学术活动，此外80年代，他还和国内一些从事中西医结合皮肤科工作的同志如张志礼、庄国康、秦万章教授等一起积极举办全国中西医结合学会会议，那时还没有皮肤科专业委员会，仅有皮肤科学组，随着皮肤科事业的不断发展，80年代后才成立皮肤科专业委员会，管主任在其中担任常委工作，使省内及全国的学会不断做大做强。

为了中医皮肤科事业的发展后继有人，管汾2000年主动将主任委员的位子让给年轻的同志，放手让他们去继承发展中医、中西医结合皮肤科事业。长期以来，他一直担任南京医学院、南京中医学院以及江苏省中医卫生学校皮肤科课程的教学工作，并在临床带教无数实习学生，为培养医学及皮肤科专业人才做出了巨大贡献。为了尽快地提高省内中医皮肤科医师的水平，1982年管汾申请举办了第一届江苏省中医皮肤科医师提高班，招收省内各地级市中医院皮肤科医师十余名，进行脱产学习，他亲自安排课程，不但自己编写讲义，授课，还聘请各医院如南京医科大学赵辨教授、南京军区总医院倪容之教授、南京市鼓楼医院李凤岐主任等著名专家授课，并安排学员临床实习，使学员们无论在理论及临床实践上都有飞速提高，有学员说：皮肤病看起来简单，其实非常复杂，本来对皮肤科许多疾病认识模糊，临床不知从何入手，通过学习，使我看清了方向，掌握了许多皮肤病的治疗方法。

由于管主任能运用中医、西医及中西医结合的方法治疗皮肤病，在广大病人及各地医务人员中有很大影响，不但许多病人慕名前来求医，很多医生也慕名前来拜师学习，省内及全国各地都有医生前来进修学习，很多人学成回去后成为皮肤科的骨干。2010年江苏省中医院暨江苏省中医学会、中西医结合学会特地为管汾庆贺八十岁寿辰，并举办管汾主任学术思想研讨会，出席会议有来自省内外学生一百五十多人。由于历史的原因，当时的江苏省中医药研究所没有研究生名额，因此他并未带过研究生，而是收过多名学徒，所以许多他的学生说：跟随管主任学习，能学到很多研究生也不一定能学到的东西。不少当年他的学生今天已经成为在省内外中医皮肤科界有一定影响的名医。

六、专心学术，淡泊名利

认识管汾的人都知道，他是一个并不看重名利的人，在他身上，体现出中国传统知识分子的美德。他的为人信条是"处事以谦虚为贵，做人以诚实为本，对科学要实事求是，对工作要兢兢业业，对事业要执着追求，对名利要漠然处之。"他工作勤勤恳恳，任劳任怨，从不计较个人得失，他年轻时总是以医院为家，钻研业务，空闲时不是去病房，就是到图书馆查阅资料，当科主任时，不但对自己严格，也要求科室人员学习业务，每周都安排业务学习，外出参加会议回来后，也要将会议精神在科室交流，要求科室人员整理业务资料，看书学习，特别要求大家定期到图书馆查阅杂志，并做好文摘卡片，了解国内外专业发展动态。由于他常年坚持学习，并有良好的外语基础，他总是能看到本专业的最新发展动态，开展新的研究项目。20世纪70年代末，他查阅到中药雷公藤的作用机制，在国内最早将该药用于临床治疗银屑病，针对该药的副作用可能降低血液白细胞数量，研制成"双藤合剂"，方中除雷公藤外，还加入鸡血藤养血补血对抗雷公藤副作用，并用甘草调和药性，治疗银屑病取得满意疗效，后来医院内科肾病组又将该方原封不动拿去治疗肾炎，并改名为"肾炎合剂"，在别人或者要为此不快，他却不以为意，认为只要该方对临床有效，无论谁用都没关系，以后肾科运用该药曾多次获得各类奖项，他也并没有去追究该药方的确实归属。不仅如此，因他清楚地知道，药物的产地对临床应用的疗效也是不同的，如福建产的雷公藤就有疗效好副作用小的优点，而同样安徽产的就疗效差，副作用大，他还主动提醒药剂科采购人员一定要采购福建的药材。在国内皮肤科，他较早开展激光治疗皮肤病，如带状疱疹等，运用免疫疗法治疗斑秃等，均取得满意疗效。在平时的临床工作中，他一直是科室人员的主心骨，许多疑难病、少见病大家都会留待管主任来确诊，他也经常组织科室进行疑难病例讨论，让大家对这些疾病加深认识，多年来，他和南京市各大医院皮肤科主任等一起创办每周一次的全市皮肤科疑难病例会诊及定期的学术活动，大家共同参加讨论，相互学习，所以多年以来南京的皮肤科业务水平一直保持在国内较先进水平。

七、中西结合，融会贯通

管汾从事医学、皮肤科事业近六十年，谈到从医以来的最深刻体会，他说主要有三点：其一，作为皮肤科医师必须热爱自己的专业，皮肤科在整个医学领域内来说，相对的是一门小科，但就其内涵来看，所涉及的边缘学科较广，病种已逾千种，治疗手段也日趋多样化，对中医学遗产中皮肤病的挖掘也大有可为，因此其发展的前景十分广阔，有许多未知因素尚有待于中医、西医、中西医结合皮肤病学者来共同探索，研究创新。所以，作为一名皮肤科医师首先必须牢固地树立起热爱本专业的思想，切不可因"小"而自卑，一定要有奋发图强，努力拼搏的精神，方能在皮肤科的建设事业中有所发明、创造和作为。其二，作为一名中西医结合的皮肤科医师必须掌握和熟练地应用中医及西医的两套医学理论和实践的本领，切不可偏废一方。中国中西医结合研究会章程明确提出："中西医结合就是运用现代科学（包括现代医学）理论知识和方法，加强中西医结合研究，继续发掘祖国医学遗产，取中西医药之长，融会贯通，促进医学科学的繁荣与进步。"因此，我们应该将这两套不同医学体系在实践中不断地加以相互渗透、融化、充实，逐步加以结合，为我国的医学事业做出更大的贡献，这也是我们中西医结合工作者的光荣使命和努力的方向。其三，医者在行医治病过程中除了有高超的医疗技术外，还要树立起全心全意为病人服务的思想，高尚的医德和良好的服务态度。因为病人对医生的信任和医生对病人的医风可以说是治疗疾病成败与否的关键之一，所以医生在行医过程中一定要具备"爱心、热心、细心、耐心"，才能成为一个真正合格的受人敬慕的人民医师。

管汾从医数十年，这几点正是他不懈追求，身体力行的，也正因此，他是后辈追随的榜样。

第二章　学术思想与认识

管汾教授通过几十年的刻苦学习和努力钻研奠定了雄厚的中医基础，在临床实践中不断探索和积累，擅于辨证论治，望诊仔细，问诊全面，辨证精细，诊治明确，形成自己的特色思想，在他所著的《实用中医皮肤病学》中得到充分体现，现在很多教材及中医皮肤科书籍中都以此作为很好的参考。

一、对中医皮肤病命名的认识

在国内管汾教授较早提出了关于中医皮肤病的命名学说。在中医学文献中，皮肤病的命名很不一致。据初步统计，不下二百余种。现在来看，这些命名也是比较笼统的。他归纳其命名的依据，不外以下几类。

（1）以疮、疡二字命名：中医外科，古称"疮疡科"。认为"疮者皮外也，疡者皮内也"。故凡一切外科疾患，包括痈、疽、疔、疖之类均属"疡"类；而"疮"可作为皮肤病的总称，其中包括癣、疥等症。因之，有很多皮肤病就以疮、疡、癣、疥等命名。例如天疱疮、坐板疮、疬疡、湿毒疡、圆癣、疥疮等。

（2）以病因病机命名：如肺风粉刺、酒渣、奶癣、漆疮、日晒疮、汗斑、中药毒等。

（3）以发病部位命名：如面游风、发际疮、肾囊风、脚湿气等。

（4）以发病季节命名：如桃花癣、暑疖、冻疮等。

（5）以表现形态命名：如鹅掌风、松皮癣、蛇丹、燕窝疮、肉龟、瓜藤缠、猫眼疮、蝼蛄疖、蛇皮癣、翻花疮、杨梅疮等。

（6）以病变颜色命名：如白驳风、赤游丹、黄水疮、黧黑斑等。

（7）以性质特征命名：如干癣、湿疥、热疮、痒风、顽癣等。

（8）以特殊气味命名：如狐臭、臭田螺等。

以上归类，并不是完全绝对的。如有的病名，既包含有发病原因，又说明了其颜色的特点，如白驳风，有的是含发病部位和发病原因一起而命名的，如面游风，也有的是结合皮肤病病因、症状、部位而命名的，如妇女虚劳阴下痒湿等。

因此，以上归纳只能作为参考。

二、对中医皮肤病病因病理的认识

关于中医皮肤病的病因病理，管汾提出：祖国医学对皮肤病病因病理学的认识，是从整体观念出发的。不仅注意到外因六淫、虫毒、疫疠侵袭等，而且重视内因七情，以及饮食、劳倦等致病因素，并兼顾到内因和外因的相互影响。机体在各种内外致病因素作用下，发生邪正消长，阴阳失调，气血、津液和脏腑功能紊乱或肌肤失常，均可在体表出现皮肤病变，这就是中医皮肤病的病理。

（一）六淫致病

风、寒，暑、湿、燥、火，原系自然界的气候变化，简称"六气"。当人体由于某种原因而致抵抗力下降，亦即在正气不足状态下，不能适应气候变化，或气候的急剧异常变化，超过了人体的适应能力，六气就成为致病因素，侵犯人体而发生疾病，故六气又称六淫或六邪。六淫为害，既可单独作用于机体而致病，亦可二种或三种邪气合并伤人而致病。在发病过程中，六淫不仅可互相影响，并可在一定条件下相互转化，所以，造成疾病表现的复杂性和多变性。除了外因六淫侵袭致病以外，另有一些情况如因脏腑，气血，津液功能紊乱，可产生内风、内湿、内寒、内火、内燥，虽与外感六淫有别，但其性质特点和致病表现有相似之处，故一并加以论述。

1. 风

风为百病之长，很多皮肤病的发病与风邪有关。凡因人体腠理不密，卫气不固，风邪得以乘隙侵入皮肤之间，而引发皮肤病。风邪的性质和致病特点如下：

（1）风性飘浮，为春之主气，具有升发、向上的特点。因此，风邪引起的皮肤病常侵犯人体的头面和肢体上部。

（2）风性善行而数变，故其致病后的病位往往发无定处，游窜不止，变幻无常。如荨麻疹、血管神经性水肿等，即具有此类特点。

（3）风为阳邪，易于化火化热，热盛则致血燥，肌肤失养。在皮肤病可表现为皮肤粗糙肥厚、干燥脱屑，以及瘙痒不止。此外，风常无形，与其有关的皮肤病如皮肤瘙痒症，初起皮肤表面常不见发疹，仅觉淫淫作痒而已。

（4）风为六淫之首，常挟他邪合并侵袭人体。如风寒所致的荨麻疹，风热闭塞的玫瑰糠疹，以及风湿热三者相搏而致的湿疹等等。

（5）外风引起的皮肤病，可伴有发热、恶风、汗出、脉浮等表证；内风所致者，则可伴有头晕目眩、皮肤麻木、肢体抖动等兼证。

2. 寒

寒为阴邪，有内、外之分。外寒可伤害人体阳气，并导致气滞血凝而发生皮肤病。若因阳气虚弱，寒从内生者，则为内寒。寒邪的性质和致病特点如下：

（1）寒性收引，故寒邪入于腠理皮毛，毛窍收缩，卫阳闭阻，皮损颜色呈苍白或青黯或紫绀，局部温度偏低，如冻疮。

（2）寒性凝滞，主痛。凝滞即气血凝结阻滞，不通则痛，故皮损感觉可有麻木或疼痛。一般得热则缓，受冷变剧，如肢端动脉痉挛病。

（3）外感寒邪，可以头痛、恶寒，发热，无汗、咳嗽、鼻塞；阴盛内寒，则可伴腹痛便泄，甚至肢冷、脉伏等证。

3. 暑

暑为夏令炎热之气，故其发病多在盛夏暑热季节。暑邪耗气伤津，可见乏力、口渴；暑多挟湿，多伴身重胸闷、食欲不振等湿困之象。暑邪所致皮肤病，有红色粟粒疹、夏季皮炎等。

4. 湿

湿邪亦有内、外湿之分。外湿，系指感受自然界的湿气，如水上作业、涉水淋雨、久居湿地等。内湿，多因脾虚失运，水谷津液运化转输功能障碍，以致蓄积停滞肌肤而成。湿邪的性质和致病特点如下：

（1）湿性重浊趋下，伤于湿者下先受之，故皮肤病变多在下肢，外阴等人体下部。其表现可为疮疡疱疹、破溃渗液等，如小腿及阴囊湿疹。

（2）湿为阴邪，其性黏滞，故所致皮肤病多缠绵难愈，病程持久。如急性湿疹，可经亚急性湿疹阶段而演变成慢性湿疹。

（3）湿邪亦可合并其他邪气致病，如湿热、寒湿、风湿等。且湿邪入体，可以热化或寒化，以致病情表现复杂多变。

（4）外湿兼证，可有恶寒、发烧、头身困重、肢节酸痛、胸闷、口不渴、苔薄白、脉濡缓等，内湿多因脾阳不足，脾失健运所致，故可伴有头晕眩冒、胸膈胀闷、脘腹痞满等证。

5. 燥

因外界气候干燥引起的疾病为外燥，机体津血内亏而发生疾病则属内燥。燥性干烈，易伤津液。《素问·阴阳应象大论》云："燥胜则干"，故燥邪引起皮肤病的症状表现为皮肤干燥，枯皱皲裂，毛发不荣。如手足皲裂、鱼鳞病等。

6. 火（热）

火与热同类，仅是程度不同而已。"火为热之极；热极便生火"，一般习惯上统称热邪。热邪可因外感火热之邪，也可由风，寒、暑、湿、燥等邪入里化热生火所致，或由脏腑功能失调和情志变化，致热从内生，此称内火或"五志之火"。火邪的性质和致病特点如下：

（1）火性炎上，热气上腾，故其致病常见于人体上、中部，如面部丹毒、口腔溃疡等。

（2）火属阳邪，其发病暴烈，蔓延迅速，且易伤阴动血。故皮肤病表现可为潮红、灼热、肿痛、脓疱、出血等，如丹毒、疖肿、脓疱疮，紫癜等。

（3）火邪多实证，常见面红目赤，心烦发热，口渴冷饮，大便秘结，小便短赤，舌红苔黄，脉数实有力等。

（二）情志致病

情志变化，即喜、怒、忧、思、悲、恐、惊等七情的表现。七情是人体对外界客观事物的反映，属正常的精神活动，一般并不致病。但是，如果受到长期的精神刺激或突然遭到严重的心理创伤，超过了人体生理活动所能调节的范围，则可引起体内阴阳、气血失调和脏腑、经络功能的紊乱，从而导致皮肤病的发生。如思虑过度，心烦神躁，影响心的"藏神"功能，则可引起心悸不安、失眠多梦、头昏健忘，以及神经性皮炎的反复发作；郁怒不解，影响肝的"疏泄"功能，导致肝火旺盛或肝气郁结，则可发生带状疱疹、结节性血管炎，若思虑太甚，影响脾的健运，致水湿停滞，则生湿疹等症。

（三）饮食不节

饮食不节，包括饮食失宜、饮食偏嗜或饮食不洁等，均可导致皮肤病的发生或加重，在临床上是屡见不鲜的。因此，中医对皮肤病的预防和治疗，比较强调饮食宜忌。暴饮暴食，过食生冷或饮食不洁均能损伤脾胃的熟腐和运化功能；偏嗜烟酒辛辣少过食膏粱厚味，亦能蕴结脾胃，久而助湿、生痰、化热而导致皮肤病的发生或加重，如酒渣鼻、痈疖、湿疹等。在临床上，还可见到有些皮肤病，如荨麻疹之类的发病或加重，系摄入鱼腥海味所引起；也有因饮食中缺乏某些营养物质而引起的，如维生素缺乏性皮肤病等，均与饮食有关。

（四）虫毒、劳伤、疫疠

此类包括寄生虫引起的疥疮，虫咬所致的虫咬皮炎，接触漆毒而发生的漆性皮炎，外伤所致的皮下瘀斑，长途跋涉而致的鸡眼、胼胝，疠气感染而得的麻风等等。

（五）瘀血、痰饮

人体血液行于脉中，如受到寒邪、热邪、外伤等致病因素的侵袭，导致血液运行不畅或溢于脉外，就可形成瘀血。瘀血的临床症状特点，主要表现为疼痛、出血、瘀斑和癥积。有些皮肤病变如粗糙多屑、皮肤硬化、肢端发绀、毛发脱落、爪甲脆裂等也与瘀血有一定关系。如下肢结节性红斑，过敏性紫癜、局限性硬皮病等等。

痰系津液凝成，痰滞经络可发生皮下结块称痰核，如瘰疬性皮肤结核。饮的病证随着水饮停聚的部位不同而表现出不同的临床症状和体征，若聚于肌肤，则发为皮肤水肿。

三、对中医皮肤病诊断的认识

管汾教授多年来一直将传统中医理论运用到皮肤科的诊断中去，他强调：望、闻、问、切是中医诊断疾病的四种诊察方法，亦称"四诊"。其对皮肤病的诊断，当然亦不例外。

（一）望诊

望诊就是医者借助视觉来观察病人神态、皮肤、毛发、爪甲和舌、苔等异常变化，以测知机体功能状态和病情的诊断方法。

1. 望神态

观察病人精神状态，包括面部表情、眼神和动态，从而得出有神、无神的印象，这对病情的轻重可以有一个初步了解。一般而言，患者目光神采，精神佳良，表情自如，意识清楚，反应敏锐，是为"有神"，也就是说患者正气未伤，脏腑功能未衰，虽得病，其势轻浅；若目光晦暗，精神萎靡，表情淡漠，意识不清，反应迟钝，则为"无神"之表现，也就是说患者正气亏损，脏腑功能已衰，病情严重。就皮肤病而言，新病或病情轻浅者，一般神态改变不大，但病久或病传入里，伤及脏腑气血者，则可表现为无神或失神之象。如慢性荨麻疹，痈、疖所致的脓毒血症，严重的药物性皮炎，天疱疮及系统性红斑狼疮等。

2. 望皮损

这是诊断皮肤病的一种重要方法，就是观察皮肤损害的不同特点，包括：

（1）种类：如斑疹、丘疹、结节、水疱、鳞屑、痂皮等等。

（2）部位：很多皮肤病有其好发部位，这往往有助于诊断。例如扁平疣常发于面、手背部，硬红斑多发于小腿屈侧等。中医还可根据皮损的部位，联系经络脏腑进行治疗。如发于唇部者多系脾胃经，鼻部者多属肺、大肠经；胸胁部者多为肝、胆经。

（3）颜色：各种不同皮肤病的损害，其色泽可以有不同表现，如白癜风和黄褐斑。此外，在一种皮肤病的不同发展过程中，也可表现出不同的颜色，如结节性红斑、紫癜的早、晚期皮疹。中医根据皮损不同的色泽，也可判断出其阴阳、气血、脏腑、经络的盛衰。如红色多主热证、里证；白色多属虚证、寒证，或属气滞，肾阳不足；黄色多主湿热、脾运失健；青紫色主寒，或属气血不通、经脉阻滞；黑色则为寒证、痛证，其脏象则属肾之功能衰退。

（4）形状：可有点滴状、圆形、椭圆形、环形、蛎壳形，半月形、地图形等等。

（5）边缘：清楚或模糊不清，整齐或不规则如锯齿状，隆起或平塌。

（6）分布：局限或播散性，单侧或对称性，散在或密集，孤立或融合性。

（7）排列：呈线状、带状、环形、水溅状等。

（8）数目：单个、少数、多数。

（9）大小：常以实物比拟，如针头、粟粒、绿豆、花生、杏核、鸡卵、手掌等；或用厘米测量直径。

（10）脓：脓质稠厚、色泽黄白鲜明，多属气血充盈之顺证，脓汁稀薄、色泽晦暗或夹有败絮样物，则为气血衰竭之逆证；脓色绿黑，多为热毒；脓中央有血，则为血络受损之象等等。

3. 望毛发、黏膜、爪甲

毛发光泽乌黑、生长茂盛，为精血充盈之象；若毛发干枯发白、生长稀疏或脱落者，则为肾脏精血不足，发失所养而致。有的皮肤病往往伴发黏膜病变，如扁平苔藓，白色念珠菌病，眼、口、生殖器综合征等，常可帮助诊断。爪甲的枯荣，为肝血盛衰之反映。一般常人爪甲红润、光亮、平滑；若血虚无以养肝，爪失所养，则爪甲可有变形、肥厚、脆裂、混浊、干枯等改变。

4. 望舌

（1）望舌体：以色而言，淡白舌主虚证、寒证，红舌主热证，绛舌主营血热证，津液耗损；紫舌多主瘀血。以形态而言，舌体纹理粗糙为"老"，多属实证、热证，纹理细腻为"嫩"，属虚证或寒证；舌胖色淡、边有齿痕者，属气虚或脾肾阳虚；舌体瘦薄、淡红而嫩者，多属心脾两虚，气血不足。舌面裂纹，多属热盛阴伤，舌多芒刺，则为热邪亢盛。

（2）望舌苔：白苔一般主表证、寒证；黄苔多主里证、热证，灰黑苔主实热或虚寒证。苔干表示津液耗伤；苔腻为痰湿内盛。此外，苔的厚薄，反映病邪之深浅和病情之轻重。

（二）闻诊

1. 闻声音

闻语声之高低，呼吸之粗微，咳声之轻重，呃逆之有力或无力，叹息之有无等等。

2. 嗅气味

主要是嗅病人口气、汗气、痰涕，以及二便等气味。皮肤病中如腋臭可嗅到狐臭味；黄癣菌甲有鼠尿味，足癣感染有腐臭味。

（三）问诊

问诊是医生通过对病员（或家属）进行有目的地查询疾病情况的一种诊法，也就是采集病史的一种方法。

（1）问一般情况：包括姓名、性别、年龄、婚姻、职业、籍贯、地址、单位等等，以了解一般情况，取得与疾病有关的资料。

（2）问发病情况：发病的时间、原因、症状、部位，病情的演变和发展等等。

（3）问治疗情况：包括中、西药物及各种方法的治疗，治疗的效果以及反应等等。

（4）问既往史、家族史、个人史：了解患者过去发病情况，家族中有无同样患者，以及个人思想、工作、学习、生活、月经、生育等情况。

（5）问现在症状：局部症状，即皮肤损害的情况和自觉症状，全身症状，中医学传统的问诊法，有十问歌诀可作为参考：

一问寒热二问汗，三问头身四问便，

五问饮食六问胸，七聋八渴俱当辨，

九问旧病十问因，再兼服药参机变，

妇女尤必问经期，迟速闭崩皆可见，

再添片语告儿科，天花麻疹全占验。

（四）切诊

1. 切脉

中医脉象种类很多，与皮肤病关系较密者大约有以下几种：

（1）浮脉，主表证。

（2）沉脉，主里证。

（3）迟脉，主寒证。

（4）数脉，主热证。

（5）虚脉，主虚证。

（6）实脉，主实证。

（7）滑脉，主痰滞、实热。

（8）涩脉，主精伤血少、气滞血瘀。

（9）洪脉，主热盛。

（10）细脉，主血虚证。

（11）濡脉，主湿证及气虚证。

（12）弦脉，主肝胆病、诸痛及痰饮证。

2. 触皮损

（1）触冷热：皮损温度降低、触之冰冷者，多为气血运行不畅，肾阳不足之象，如冻疮、硬皮病、肢端动脉痉挛病等。皮温升高、按之灼热者，则属热证，如丹毒。

（2）触疼痛：疼痛的病机，系经络阻塞、气血凝滞。皮肤病如结节性红斑之皮下结节，有自觉痛及压痛感。

（3）触麻木：一般多指麻风的检查方法，可用棉棒、针尖等来触知其皮肤知觉消退与否。

（4）触干湿：正常皮肤光滑润泽，若皮肤干燥或肌肤甲错者，属血燥或瘀血，皮损湿润、糜烂、渗液，则为水湿泛肤，重手按之不能即起、凹陷成坑者为水肿，按之举手而起者为气肿。

（5）触硬度及肿块：检查皮肤有无浸润、结节、肿瘤、囊肿、疤痕等。

（6）压色泽：用玻片压迫红斑，红色可消者为毛细血管扩张；压之不褪色者为紫癜或瘀斑。

（7）触脓肿：一般多用于检查外科疮疡之证。如疮疡按之肿硬不热，根盘平塌而漫散者，多属阴证；焮肿灼热、根盘紧束者，多属阳证。按之坚硬固定者，为无脓；边硬顶软者，多为有脓。按之陷而不起为脓未熟，有波动感者为脓已成。

以上这些内容都是作为中医皮肤科医生必须掌握的有关临床诊断的最基础知识。

四、对中医皮肤病辨证体系的认识

辨证论治，是中医学指导临床诊治疾病的基本法则。管汾教授特别强调皮肤病的辨证，他指出：辨证，就是将望、闻、问、切四诊所搜集到的材料，根据它们内在的联系，加以综合分析而做出诊断的过程。所以，辨证是中医认识疾病的方法，是治疗的前提和依据。只有在正确辨证以后，再采取适当的治疗方法，才能取得预期的效果。中医有多种辨证方法，这里仅根据皮肤病的特点，分别叙述八纲辨证、脏腑辨证、气血辨证、经络辨证和病因辨证的有关内容。至于六经、三焦和卫气营血等辨证方法，与皮肤病关系较少，故均从略。

（一）八纲辨证

八纲，即阴阳、表里、寒热、虚实。八纲辨证是中医辨证最基本方法，是其他辨证方法的基础。通过四诊所得的资料，根据人体正气的盈亏、病邪的盛衰、疾病的深浅等情况，进行综合分析，归纳为八种证候，这就是八纲辨证。八种证候，从类别上来讲，有阴证与阳证两大类，从病位来讲，有表证和里证：从性质来讲，有热证和寒证，从邪正的盛衰来讲，有实证和虚证。一切疾病的辨证都离不开这八纲，皮肤病也不例外。

1. 辨表里证

表里系指病邪侵犯人体的深浅而言。

一般病邪侵犯肌表面病位浅者属表，病邪侵入脏腑而深入体内者属里，表证除外感病外，六淫从外侵袭机体而引起的皮肤病，亦常具有表证特征，如起病急、病程短，病位浅等等。其临床兼证为恶风，畏寒、发烧，无汗或有汗、头身酸痛，苔薄白、脉浮等，如风寒或风热所致的荨麻疹。里证可因表证不解，内传入里，侵犯脏腑而成，亦可因外邪直接侵犯肌肤而发病。如皮肤疖、痈，未经及时医治，热毒传入营血而引起的"走黄"。其全身症状可表现为壮热、口渴、神昏、谵语、尿赤，便结、舌红苔黄、脉洪而数。

2. 辨寒热证

一般而言，寒证是感受寒邪或机体功能衰退所表现的证候，热证则系感受热邪或机体功能亢盛的证候。寒证所见有恶寒喜暖，口淡不渴，面色苍白，手足厥冷，小便清长，大便溏薄，舌淡苔白滑，脉迟或沉。皮肤损害可表现为色淡白或青紫，温度偏低，或有疼痛，得暖则缓，多发冬季等特点，如冻疮、肢端动脉痉挛病。热证则多见发热喜凉，口渴饮冷，面红目赤，小便短赤，大便燥结或便溏，心烦神扰，甚至谵语昏迷，舌红苔黄而燥，脉数而滑。其皮损表现色泽鲜红、嫩肿、灼热，或有脓疱、瘀斑等，如丹毒、败血症出现的皮肤紫癜。若干急性皮肤病往往由于不同病种或不同阶段，而有卫分热证、气分热证、营分热征，血分热证等不同表现，可与卫气营血辨证联系起来加以辨别。

3. 辨虚实证

虚实是指正气强弱和病邪盛衰的状况。一般而言，久病正气不足为虚证，新发邪气亢盛为实证。但临床上常有虚中夹实或实中夹虚的虚实夹杂证。

虚证的临床表现，由于有阴虚、阳虚、气虚、血虚的不同，故证候表现亦各有特点。一般常见的证候，有精神萎靡，面色㿠白，身倦无力，四肢不温，气短懒言或烦热，形体消瘦，手足心热，口干咽燥，自汗盗汗以及大便溏薄，小便频数不禁，舌质淡，舌面光净无苔，脉细数或弱而无力等等。在皮肤病中，多见于慢性病的晚期及系统性疾病，例如瘰疬性皮肤结核、系统性硬皮病和系统性红斑狼疮等。实证包括气滞、血瘀、痰饮、虫积等，故临床表现亦多种多样。一般症状是呼吸气粗，精神烦躁，胸胁脘腹胀满，疼痛拒按，大便秘结，小便不通或淋沥涩痛，舌苔厚腻，脉实有力。皮肤病或表现为丹毒、痈等实热症，或表现为疼痛、硬块的结节性红斑，带状疱疹等。

4. 辨阴阳证

阴阳是八纲的总纲，以上所说的表里、寒热、虚实六种证候均可概括在阴阳两类内。表、热、实证属阳证，里、寒、虚证属阴证。祖国医学在痈、疽等症的辨证中，特别重视阴阳辨证，用以指导治疗。阴证一般病势较缓，可有恶寒，无热，四肢厥冷，息短气乏，肢体沉重，精神不振，小便色白，下利清谷，爪甲色青，面白舌淡，脉沉微等证候。在皮肤病方面的表现为皮色不变或苍白，暗紫，疮形平塌，范围弥漫，质地坚硬如石或软如绵，按之发冷，病位较深，脓液稀薄，自觉酸胀或麻木，如结核性皮肤溃疡。阳证一般来势凶迅，症状表现为身热不恶寒，心烦神躁，口渴冷饮，气高而粗，目赤唇红，口鼻气热，小便红赤，大便干结，舌质红绛，脉滑数有力等。皮肤病则色泽鲜红，疮形隆起，范围局限，按之灼热，病位浅表，脓汁稠厚，疼痛剧烈，如小腿丹毒或痈破溃后形成的溃疡。

（二）脏腑辨证

脏腑辨证，特别是五脏辨证，是皮肤病辨证中的一个重要方法。脏腑是内脏的总称，它们通过各所属的经络相互取得联系，并达于体表。外邪可由体表通过经络，传入内脏而致病，反之，内脏病变也会循着经络通路反映到体表，所谓"有诸中必现于外"。因之，脏腑辨证就可以根据其生理功能与病理变化所反映出来的皮肤证候加以辨别。脏与腑是相互表里、相互关联的，限于篇幅，下面仅予介绍五脏辨证。

1. 辨心脏病变

心藏神，主血脉，开窍于舌。类似现代医学所指的大脑皮层和血液循环系统的功能。

（1）心火炽盛证：为心病之实证。表现为心中烦热，躁扰不眠，夜多恶梦，面红目赤，口干而苦，口舌糜烂肿痛，小便赤热，舌红，脉数。皮损多呈鲜红，面积广泛，局部灼热肿胀或伴有化脓性皮疹及皮肤出血，病情发展较为迅速，严重时可伴高烧、谵妄等。

（2）心阳虚弱证：心悸气短，心胸憋闷，面色㿠白，形寒肢冷，体倦乏力，自汗，舌淡苔白，脉细或大而无力。皮损可表现白色或指端青紫，或有皮肤水肿硬化、条索状硬结及结节。

（3）心阴不足证：心悸而烦，失眠多梦，头昏健忘，面唇苍白，有时兼见低烧、盗汗，五心烦热，口干颧红，舌红少津，脉细数或细弱，可见于某些神经精神性皮肤病或精神性荨麻疹中。此外，心阴不足，导致心火偏亢，还可引起口腔黏膜及舌尖糜烂溃疡。

2. 辨肝脏病变

肝藏血，主筋，主疏泄，开窍于目。类似现代医学中有关消化、精神和内分泌系统的部分功能。

（1）肝气郁结证：胸胁胀痛，胸闷不舒，善叹息，神情沉默，不欲饮食，或见口苦善呕，头目眩晕，舌苔白滑，脉弦。在妇女则可伴月经不调，痛经或经闭，乳房作胀。皮损多呈结节性或肿块，自觉疼痛或胀痛，且皮肤病的发生，发展常与精神抑郁或性情急躁有关。

（2）肝经湿热证：胸胁满闷疼痛，口苦而腻不欲饮，饮食不香，小便短赤或黄而浑浊，妇女带下色黄腥臭，舌苔黄腻，脉弦数。皮损表现为红斑、灼热、肿胀，其上可有水疱、糜烂、渗液，如阴囊湿疹、带状疱疹等。

（3）肝血虚损证：肝血不足，致血虚生风，肝风内动，并因肌肤筋脉失于濡养，故头晕目眩，眼干目涩，视物模糊，面色萎黄，肢体经常麻木，关节不利，妇女经少或经绝，舌淡少苔，脉细。皮肤干燥脱屑或粗糙肥厚，抓痕结痂，爪甲易脆而裂，毛发干枯脱落等，如皮肤瘙痒症、鱼鳞病、脱发、爪甲的疾病等。

3. 辨脾脏病变

脾主运化，统摄血液，其性喜燥恶湿。与现代医学所指的消化系统功能类似。

（1）湿热蕴脾证：口苦不思饮食，厌恶油腻，脘腹胀满，体倦身重，或伴发烧，尿少而黄，大便干结或溏薄，舌苔黄腻，脉濡数。皮肤可发黄色，鲜明如橘皮，如急性黄疸型肝炎中所见。此外，在皮肤黏膜部亦可表现红斑、水疱、糜烂等损害，如腺性唇炎。

（2）寒湿困脾证：脘腹胀满，头身困重，口不渴，小便不利，便溏稀薄，四肢浮肿，皮肤晦暗发黄，妇女带下，苔白腻或厚，脉濡缓。某些慢性迁延性皮肤病，如黏液性水肿可能系寒湿困脾所致。

（3）虫积伤脾证：腹中阵痛，腹部膨大，面黄或有白斑，身体消瘦，苔白或腻，脉濡或弦，如肠寄生虫所致的小儿荨麻疹。

（4）脾虚不运证：表现为脾气不足之证，如面色苍白或萎黄，疲乏无力，肢体浮肿，食欲减退，小便不利，大便溏薄，舌质淡嫩，苔白脉缓。皮肤可见水疱，糜烂、渗液、肿胀、皮肤肌肉萎缩等改变，如四肢湿疹、皮肌炎等。

（5）脾不统血证：主要为吐血、尿血、便血、崩漏，以及皮肤出血性疾患。如过敏性紫癜，除出血症状外，可伴有面色苍白无华、饮食减少、倦怠无力、心悸气短、头目眩晕等等。

4. 辨肺脏病变

肺主气，司呼吸，通调水道，开窍于鼻，外合皮毛。肺与皮肤的关系甚为密切。

（1）风热（或寒）犯肺证：口干咽燥，咳嗽，恶风，身热，舌红苔黄，脉浮数，或头痛，恶寒发热，舌苔薄白，脉浮紧。皮肤病多见于面部，尤以鼻部为主，表现为毛细血管扩张、红斑、丘疹、脓疱或风团等。如痤疮、脂溢性皮炎、寒冷性荨麻疹等。

（2）肺气虚弱证：气短懒言，语声低怯，周身乏力，面色㿠白，畏寒喜暖，舌淡苔白，脉濡细。皮损一般呈浅色或正常皮肤色，常因受冷吹风后诱发，亦可有面目下肢浮肿，动则汗出等证，如见于血管神经性水肿。

（3）肺阴不足证：可有干咳，午后潮热，五心烦热，口干颧红，身体消瘦，尿黄便干，舌红少津，脉细数。皮损表现为皮肤干燥、粗糙、脱屑、毛囊性丘疹、汗少、毛发枯槁等。

5. 辨肾脏病变

肾藏精气，司生殖，主骨生髓，开窍于耳。与现代医学的内分泌、泌尿、生殖、骨和脑髓等方面的功能均有关。

（1）肾阳不足证：精神萎靡，形寒肢冷，耳鸣耳聋，腰膝酸软，早泄阳痿，小便清长，大便溏薄。皮肤色泽呈灰黑色或棕褐，如慢性肾上腺皮质功能减退症；或局部皮温降低，伴肢端动脉痉挛现象，如系统性硬皮病。

（2）肾阴不足证：头目眩晕，咽干唇燥，面烘耳鸣，五心烦热，失眠梦扰，腰膝酸痛，遗精盗汗，尿黄便干，舌红，脉细数。皮肤表现可面色黧黑，如黄褐斑、黑变病等；亦可颧现红斑、指端瘀点，如系统性红斑狼疮。

（三）气血辨证

气血在人体中流行不息，输布全身各脏腑及组织，供功能活动及营养之用，以维持人体生命必不可缺的物质。气血发生病变，亦可引起脏腑以及皮肤病变。

气系人体功能活动的动力，血是营养物质。气和血的关系非常密切，所谓"气为血帅"、"血为气母"，就是说明二者之间相互依存、相互为用的关系。因此，在病理上，二者亦可互相影响，交互为病，如气滞可导致血瘀，血瘀亦可导致气滞，气虚可以引起血虚，血虚亦可以引起气虚等等。

1. 气的辨证

（1）辨气滞：气滞是指人体某一部分或脏器发生功能障碍的病理改变，常由情志不舒、饮食不节、外邪侵袭或劳伤等因素而引起。其症状因气滞部位而不一，如气滞胸胁则胸胁痛，气滞胃脘则胃脘痛，气滞于肠则腹痛等等。疼痛的特点为胀痛，时轻时重，因气性流窜故痛处常不固定。气滞所致皮肤症状以疼痛、肿胀及斑块为主，亦可表现为小丘疹、结节、肿块或囊肿等。皮色一般正常或淡白色。

（2）辨气虚：气虚系指全身或某一内脏出现功能衰退的病理现象。因各内脏的生理功能不同，所以气虚证候又有它各自不同的特点，如肺气虚、肾气虚等。一般而言，气虚可表现为呼吸气短，语声低微，疲倦乏力，自汗，食欲不振，舌淡苔少，脉虚无力。在皮肤病中，一般多见于长期慢性病。由于气分耗伤，肤色多浅淡或正常，红肿不著，多为平坦或低于皮肤面，或呈萎缩疤痕，分布稀疏散在，局部皮温降低，肢端可有动脉痉挛现象。皮肤病一般不痒，或有酸、麻木感。

2. 血的辨证

（1）辨血热：因血分蕴热或热邪侵犯营血所致。全身症状可见程度不等的发热恶寒。心烦口渴，尿黄便结等，舌质红绛，苔黄，脉数，皮肤病则表现为鲜艳红斑，灼热、肿胀或疼痛，范围广泛，病程多为急性，如丹毒。若因热毒炽盛，传入心包，则除高热烦躁外，尚可见神昏谵语，面赤舌红，皮肤出血发斑。

（2）辨血瘀：血瘀系指人体某部因外伤或气滞寒凝等原因，致使血行不畅或停滞不行所发生的病变。临床表现主要为局部肿胀，痛如针刺，拒按，固定不移，可伴面色晦暗，口唇色紫，舌部见瘀斑或紫色，口干而不欲饮水。皮肤损害可为紫癜、瘀斑、结节、疤痕、肿块或粗糙多屑等，如结节性红斑、疤痕疙瘩、结节性痒疹等。

（3）辨血虚：血虚可因失血过多或脾胃虚弱，生化不足所致。一般表现为面色苍白无华或萎黄，唇色淡白，头晕眼花，心悸失眠，手足发麻，舌淡，脉细而无力等。皮肤自觉症为麻木或微痒，皮损色淡而不鲜，时隐时现，如老年性皮肤瘙痒症。

（4）辨血燥：血燥可因血虚或外邪侵入，郁久化热，灼伤津血所引起。故临床表现为口干、唇裂、目涩、舌燥、甲枯、脉细涩等。皮肤干燥、粗糙、皲裂、鳞屑增多，毛发干枯不荣或脱落。如鱼鳞病、银屑病等。

（四）经络辨证

经络是人体内经脉和络脉的总称，它"内属脏腑，外络肢节"，是运行气血、津液的通道。依据皮肤病病变部位，联系经络的循行分布，推究所属的脏腑，从而指导临床治疗用药或针灸选穴。因此，经络辨证在皮肤病辨证中亦具有一定的实践意义。现按病位、归经属脏如下。

（1）头部：正中属督脉，二旁属膀胱经。如秃疮，可因该二经湿热生虫所致。

（2）面部：面颊部属胃经，如肺胃风热所致的面部单纯糠疹；眼睑部属脾经，如脾湿肺热交蒸而生的皮肌炎；鼻部属肺经，如肺经血热所致的痤疮、酒渣鼻；耳部前后属肝胆经，如肝胆湿热引起的耳部湿疹；口腔与舌部属心脾二经，如心脾炽热引发的复发性口疮及舌炎；唇部属脾胃经，如脾热上蒸所致的唇炎。

（3）颈项部：颈部正中属任脉；项部正中属督脉。

（4）胸部：胁部属肝胆经，如肝胆湿火郁发为带状疱疹，乳房属胃经；乳头属肝经，如肝郁气滞所致的湿疹样乳头癌。

（5）腋部：属肝脾经，如脾经湿热所致的腋臭。

（6）腹部：中部属任脉。

（7）背部：中部属督脉；二旁属膀胱经。

（8）阴部：属肝经，如肝经湿热所致的阴囊湿疹。

（9）四肢：上肢背侧属手三阳经，掌侧属手三阴经；下肢外侧属足三阳经，下肢内侧属足三阴经；手心属心包经，足心属肾经。

（五）病因辨证

病因辨证是以皮肤病的临床表现为依据，通过观察皮肤病的症状，综合其他方面表现，来分析其发病原因和病机。由于皮肤病的症状大多表现在皮肤表面，故临床上多习用此法。皮肤病的临床症状有主观和客观症状之分，故病因辨证亦分别从这两方面来进行。

1. 辨主观症状

主要辨瘙痒、疼痛、麻木、灼热。

（1）辨瘙痒：痒为多数皮肤病所常见的主观症状之一。隋·巢元方《诸病源候论》卷三十七记述："风瘙痒者，是体虚受风，风入腠理，与血气相搏，而俱往来于皮肤之间，邪气微不能冲击为痛，故但瘙痒也"，对痒的病因、病机分析得很具体。由此可见，瘙痒的致病因素主要为风邪。由于风善行而数变、性燥等特点，故其痒常流窜不定，遍发全身，迅发速消，且多为干性。除风邪外，引起瘙痒的致病因素还可因湿胜所致，其痒多见于人体下部的皮肤病，呈局限性，常伴糜烂，溃疡、脂水淋漓，如湿疹；若热盛作痒则皮损色红、灼热，痒痛相兼，入晚或得热尤甚；血虚所致的瘙痒则皮肤干燥脱屑而痒，时久者皮损肥厚，如老年性皮肤瘙痒症；虫淫作痒则瘙痒剧烈，犹如虫行皮里肉中，如疥疮。

（2）辨疼痛：疼痛发生的病机在于邪客经络，阻塞不通，气血壅滞而成，所谓"痛则不通，不通则痛"。分析其致病原因则又有寒热、虚实、气滞、血瘀、痰饮等不同，就皮肤病而言，则以寒、热、气滞、血瘀者居多。寒邪所致的疼痛为皮色苍白或暗紫，得热则缓，遇冷加剧，如肢端动脉痉挛病；热邪的疼痛为皮色焮红、灼热，得冷则轻，热甚为重，如红斑性肢痛症；气滞的痛则刺痛难忍，且常随情志而改变，忧郁时剧烈，舒畅时缓解；血瘀的疼痛固定不移，皮损多呈结节或肿块，初起隐痛、胀热、色红，继则皮色转青紫而胀痛，如下肢结节性红斑。

（3）辨麻木：麻为血不运，木为气不通，故气虚则木，血虚则麻。毒邪炽盛，气血壅塞引起的疔、疽、麻木而肿胀；血虚风燥引起的皮肤病如手足皲裂、银屑病等，属知觉减退而非麻木不知痛痒；麻风病的皮肤麻木不仁，全然不知痛痒，则系感受天地间杀物之风，气血不运所造成。《景岳全书》云："麻风虽名为风而非外感之风，实为天地间阴厉浊恶之邪"。说明了麻风非一般六淫之风，而实为疠风所致。

（4）辨灼热：皮损有灼热感，表示病属急性，并有热毒或火邪存在。

2. 辨客观症状

（1）辨斑疹：斑疹有红斑、紫斑、白斑及黑斑等。一般皮肤病发生的红斑大部为热邪所引起，热邪病位的深浅可以从红斑的颜色、分布及有无全身症状等测知。若颜色鲜红、分布散在稀疏无身热者，则热在气分，若色显红赤，分布密集，并伴口渴、身热、舌红、脉数者，则为热邪入里，波及营血。红斑尚可因热毒之邪，浸淫肌肤而引起，如化脓性皮肤病、药疹等，其红斑除色呈鲜红或紫红外，并可焮肿隆起，作脓溃烂等。紫斑色呈紫红或紫黑，紫色可因寒邪外束，以致气滞血凝而引起，如冻疮；亦可因湿热阻于经络，气血郁滞而形成，如下肢结节性皮肤病。此外，由于血分热盛，迫血外溢脉络，积于皮下，或因脾气不足，摄血无能而致血溢络外而形成紫癜。白斑多因气血失和，或因气滞而起，如白癜风，系风邪外袭、气血失和所致。黑斑可因肝气郁结，血液瘀滞所致；或因脾阳不振，气血不能润泽皮肤而生；或因肾阳不足，命门火衰，或因肾阴不足，水亏火旺所致。如慢性肾上腺皮质功能减退症、黄褐斑等。

（2）辨丘疹：急性者其色红，多属风热或血热。慢性者呈正常肤色或稍暗，为气滞或血虚。

（3）辨疱疹：疱疹包括水疱、大疱及脓疱。一般水疱属水湿为患，深在性水疱多系脾虚湿蕴或寒湿所致。若水疱周围红晕或呈大疱，多为湿热。热毒炽盛可形成脓疱，如脓疱疮。

（4）辨风团：一般属风邪引起，风热所致常为红色；风寒或血虚所致则色淡。此外，风团还与卫表不固，脾胃湿热，冲任失调等多种因素有关。

（5）辨结节：结节色紫红，按之疼痛者，属气血凝滞，如结节性红斑，若皮色不变，质地柔软者，则为气滞、寒湿或痰核结聚，如皮肤囊肿或瘰疬性皮肤结核。

（6）辨鳞屑：急性热性病后产生者，多为余热未清，如猩红热，慢性皮肤病中见之，则多为血虚生风生燥，或肝肾不足，皮肤失养所致，如鱼鳞病。

（7）辨糜烂：糜烂多系水疱演变而来，故大多为水湿或湿热所致。

（8）辨溃疡：溃疡边缘色红，疮面深陷，脓汁稠臭者，则为热毒所致，慢性溃疡，边缘苍白，疮面浅平，脓汁稀薄者，则为寒湿。前者如痈破溃后形成的溃疡，后者则如结核性溃疡。若溃疡经久不敛，肉色灰暗，则属气血两虚。

（9）辨痂：血痂为血热所致；脓痂为热毒结聚；浆痂或脂痂为湿热形成。

（10）辨皲裂：皲裂可因风寒外侵或血虚风燥所致。如手足皲裂、皲裂性湿疹等。

（11）辨抓痕：多因风盛、内热引起瘙痒，经搔抓形成。

（12）辨苔藓样变：多由血虚风燥所致，如神经性皮炎；亦可因气血瘀滞，肌肤失养而成。

（13）辨疤痕、萎缩：疤痕系瘀血凝结不化所致，如疤痕疙瘩，皮肤萎缩，则系气血不运。

（14）辨毛发干枯或脱落：肾"其华在发"，"发者血之余"，故血虚肾亏，均可使毛发失荣，以致毛发变白或枯槁脱落，如斑秃、白发症等。久治不愈的脱发，亦可因气滞血瘀、营养受阻而成。

（15）辨皮脂过多：系过食油脂，溢出毛孔所致。如皮脂溢出症，或为脾胃湿热过盛所致。

（16）辨汗出增多：清醒时容易自行出汗者为自汗，系阳气不足，卫表不固所致，夜寐汗出湿衣者为盗汗，属阴虚之症。但头汗出，多属湿热上蒸之候；手足汗多为脾胃湿蒸，旁达四肢所致，腋汗为少阳挟热使然；汗出偏于一侧者，为气血运行不调。

（17）辨爪甲：肝肾不足，则爪甲多薄而软；血燥可致甲面干燥而脆裂变形；气血瘀滞或虫蚀可引起爪甲变色。

管汾教授根据皮肤病的特点，分别论述了皮肤病的八纲辨证、脏腑辨证、气血辨证、经络辨证和病因辨证。但在临床实践中，他还特别提出还应该注意以下两个方面：

第一方面，中医学认为，人体的生命活动主要是依赖脏腑的功能，而脏腑的功能活动所需的物质基础是气血。气血通过经络，输布到各个脏腑，以及包括皮肤在内的全身组织。因之，脏腑、气血、经络、皮肤之间的关系极为密切。外邪通过皮肤侵入机体，导致脏腑、气血功能失调，就可引起全身疾病。反之，脏腑、气血病变，亦可通过经络反映到体表。为了叙述方便起见，上面虽然分别介绍了皮肤病辨证的五种方法，但在临床实际使用过程中，却不能孤立或分割对待，常须以一种为主，二、三种方法结合起来进行辨证。

第二方面，一种皮肤病在其发病的不同阶段中，临床表现可以有所相异。另一方面，数种不同的皮肤病，其临床表现在某个阶段，又可有所相似。所以，在临床上中医辨证最好与西医辨病结合进行。如中医瘖瘟一症，按医书描述之证候，符合现代医学的荨麻疹，按西医观点是一种过敏性疾患，可以抗过敏方法治疗。按中医辨证，则可根据其症状表现不同，而分为风寒外袭、风胜热盛、热毒燔营、脾胃湿热、虫积伤脾及冲任不调等数型。故虽同属一病，证候不同，其治法亦应各有所异，才能药到病除。再如四肢急性湿疹与胸胁部带状疱疹，临床表现虽均可为红斑、水疱、灼热、痒痛等湿热证候，但以脏腑经络辨证，则四肢湿疹多系脾蕴湿热，而后者多属肝经湿热，用药自当各有侧重。

基于以上两点，管汾教授认为皮肤病的辨证，应当根据具体情况的不同，而灵活运用以上所述的辨证方法，不能拘泥于一法，而且还应辨证与辨病结合进行，才能对皮肤病做出正确而全面的诊断和治疗。

五、对中医皮肤病论治的认识

中医学对皮肤病的治疗，有悠久的历史和丰富的经验。管汾教授总结了许多有效的方剂和药物，也创造了不少的治疗方法，除了服药内治以外，还有敷药、熏洗、热烘等多种外治方法和针灸、挑治等其他治法，一直沿用至今，以下分别叙述。

（一）内治疗法

管汾教授指出：中医认为人体是一个矛盾着的统一体，各部分之间，在生理上保持着密切的联系。在发病以后，局部病变必然会影响到其他部分和整体，而整体变化也必然会对局部发生影响。因此，在治疗疾病时必须重视局部与全身密切联系的整体观念。皮肤病虽然表现在皮肤组织，但皮肤首先是整体的一部分，所以服药内治在皮肤病治疗中占有很重要的地位，所谓"治外必本诸内"，正是这一整体观念的体现。以下总结列举皮肤病常用的内治方法十五种。

1. 疏风清热法

用于风热客于肌肤所致的皮肤病，如风热所致的荨麻疹、玫瑰糠疹等。皮损表现色泽较红，起病较急，病程较短，并有不同程度的瘙痒，或兼有发热，微恶风寒，有汗不多，咽喉红痛，口干微渴，舌红，苔微黄，脉浮数。

[**方剂举例**] 消风散、桑菊饮。

[**习用药物**] 桑叶、菊花，连翘、薄荷、桔梗、牛蒡子、蝉衣、生石膏、知母、生地、银花等。

2. 疏风散寒法

用于风寒侵于肌表所致的皮肤病，如风寒所致的荨麻疹、冬季皮肤瘙痒症等。皮损表现色泽较淡或苍白，因寒加重，得热则缓，有瘙痒及皮肤干燥感，或伴恶寒、发热，无汗、头痛，咽痒不适、微咳等表证，舌苔薄白，脉浮。

[**方剂举例**] 麻黄汤、荆防败毒散。

[**习用药物**] 麻黄、桂枝、荆芥、防风、制川乌、白芷、浮萍、干姜等。

3. 搜风止痒法

用于风邪郁久，未得散发，阻伏肌肤，久治不愈的皮肤病。皮损瘙痒无度，浸润肥厚，抓痕累累，如神经性皮炎，结节性痒疹等。

[**方剂举例**] 五虎追风散。

[**习用药物**] 全蝎、僵蚕、蜈蚣、蜂房、乌梢蛇、白花蛇等。

4. 温阳祛寒法

用于阴寒之邪侵袭肌表，或好发于寒冷季节者，如冻疮、寒冷型多形性红斑、肢端动脉痉挛病等。皮损颜色呈苍白、青暗或紫绀，局部温度偏低，有麻木、疼痛等自觉症状；或伴恶寒，肢冷，不发热，口不渴，小便清长，苔白滑，脉沉迟。

[**方剂举例**] 当归四逆汤、阳和汤。

[**习用药物**] 当归、桂枝、肉桂、附子、芍药、细辛、乌头、炮姜等。

5. 清热凉血法

用于火热之邪引起的皮肤病，如药疹、血热型荨麻疹、过敏性紫癜，剥脱性皮炎，系统性红斑狼疮等。皮损多呈鲜红色斑或紫癜，抚摸局部有热感；多伴有发热心烦，口干唇燥，小便短赤，大便干结，舌红苔黄，脉数。

[**方剂举例**] 犀角地黄汤、凉血地黄汤、清营汤等。

[**习用药物**] 犀角（水牛角代）、生地、丹皮、玄参、黄芩、赤芍、生石膏、知母、紫草、茅根、芦根等。

6. 清热解毒法

用于热毒壅遏，致气血凝滞，营卫不和而发的毛囊炎、疖、痈、丹毒等急性疮疡之症。皮损呈潮红、肿胀、化脓、灼热，伴发热恶寒，口渴喜冷饮，烦躁不安，甚或神昏谵语，手足扰动，小便黄赤，大便干或秘结，舌质红绛，脉洪大而数等。

[**方剂举例**] 黄连解毒汤、五味消毒饮、清瘟败毒饮。

[**习用药物**] 生石膏、生玳瑁、黄连、黄芩、黄柏、山栀、人中黄、银花、菊花、紫地丁、蒲公英、蚤休、羚羊角粉、紫雪丹等。

7. 清热祛湿法

用于湿热蕴结肌肤所致的皮肤病，如急性湿疹、带状疱疹等。皮损有红斑、水疱、糜烂、渗液，部位多发于耳后、颈项、胸胁、外阴、下肢。或伴胸胁满闷疼痛，口苦而腻不欲饮，不思饮食，小便短赤或黄浊，舌苔黄腻，脉弦数。

[**方剂举例**] 龙胆泻肝汤、萆薢渗湿饮、三妙丸。

[**习用药物**] 龙胆草、山栀、黄芩、黄柏、柴胡、生地、车前子、泽泻、木

通、萆薢、大黄等。

8. 清暑利湿法

用于暑湿熏蒸皮肤所致的皮肤病，如红色粟粒疹、夏季皮炎等。因暑邪易于挟湿，故除皮肤损害外，并伴发热烦渴，胸脘痞闷，小便不利，苔黄腻，脉濡数。

[**方剂举例**] 清暑汤、新加香薷饮加减。

[**习用药物**] 银花、连翘、香薷、青蒿、扁豆花、天花粉、泽泻、车前子、竹叶、滑石、甘草等。

9. 养血润燥法

用于血虚风燥或血燥引起的皮肤病，如慢性湿疹、神经性皮炎、老年性皮肤瘙痒症，银屑病、鱼鳞病等。其皮损表现为皮肤干燥、脱屑、肥厚、皲裂、毛发枯落、爪甲污浊，或伴头目眩晕，视物不清，面色萎黄等证。舌质淡，苔白，脉沉细或缓。

[**方剂举例**] 养血润肤饮、四物汤、当归饮子。

[**习用药物**] 当归、生地、熟地、川芎、白芍、首乌、天冬、麦冬、胡麻等。

10. 疏肝理气法

用于肝气郁结，气机不畅引起的皮肤病，如肝郁型带状疱疹、瘰疬性皮肤结核、结节性脉管炎等。临床可伴有胸胁胀痛，胸闷不舒，不欲饮食，口苦善呕，头晕目眩，妇女月经不调等证。舌苔白滑，脉弦。

[**方剂举例**] 柴胡疏肝饮、逍遥丸、金铃子散。

[**习用药物**] 柴胡、白芍、枳壳、川芎、香附、郁金、金铃子、延胡索、青陈皮、厚朴等。

11. 健脾化湿法

用于脾虚失运，水湿内滞，泛于肌表而致的皮肤病。临床上有面色萎黄，疲乏无力，肢体浮肿，食欲减退，小便不利，大便溏薄等证。皮损表现有水疱、糜烂、肿胀、渗水，部位以四肢为多。如湿疹，疱疹性皮肤病等。

[**方剂举例**] 除湿胃苓汤、平胃散。

[**习用药物**] 茯苓、猪苓、苍术、白术、苡仁，泽泻、车前子、白扁豆、滑石、萆薢、茵陈、防己、木通、厚朴、枳壳、蔻仁、砂仁等。

12. 温补肾阳法

用于因肾阳不足，阳气衰微而致的皮肤病。患者精神萎靡，形寒肢冷，耳鸣重听；腰膝酸软，小便清长，大便溏薄，舌淡苔白，脉沉细。皮肤呈黑色或棕褐，皮温降低或伴有肢端动脉痉挛现象，疮疡色暗而淡，久不敛口或形成窦道、瘘管者。如慢性肾上腺皮质功能减退症，系统性硬皮病。

[**方剂举例**] 金匮肾气丸、右归丸。

[**习用药物**] 附子、肉桂、仙茅、仙灵脾、菟丝子、补骨脂、肉苁蓉、葫芦巴、狗脊、锁阳、鹿角胶等。

13. 滋阴补肾法

用于因肾阴不足，水亏火旺的皮肤病。表现为头目眩晕，咽干唇燥，面烘耳鸣，虚烦不眠，骨蒸潮热，腰膝酸痛，盗汗遗精，尿黄便干，舌红苔光，脉细数。皮损表现可因水亏火盛，肾色显露呈黧黑，如黄褐斑、黑变病，或两颧红斑、皮肤瘀点，如系统性红斑狼疮，或毛发脱落，如斑秃。

[**方剂举例**] 六味地黄丸、知柏八味丸、二至丸。

[**习用药物**] 生地、熟地、首乌、知母、黄柏、女贞子、旱莲草、枸杞子、龟板、鳖甲、沙参、麦冬等。

14. 益气补血法

用于久病气血耗伤或素体气血不足者。皮损颜色暗淡无光，反复发作，疮口溃不收口或结萎缩疤痕等。患者面色苍白无华，头晕眼花，神疲乏力，毛发稀疏，舌淡苔少，脉细而无力。如部分慢性荨麻疹、结核性溃疡、老年性皮肤瘙痒症、脱发等。

[**方剂举例**] 十全大补汤、人参养荣丸。

[**习用药物**] 黄芪、党参、肉桂、茯苓、白术、当归、白芍、川芎、熟地、黄精、丹参等。

15. 活血化瘀法

用于因经络阻遏，气血凝滞而引起的皮肤病，如酒渣鼻、结节性红斑、慢性盘状红斑狼疮、硬皮病、疤痕疙瘩、脉管炎、紫癜等。其皮损表现可为瘀斑、浸润斑块、结节、疤痕、局部肿胀、疼痛，或伴面色晦暗，口唇色紫，舌有瘀斑或紫气，苔白，脉缓或涩。

[**方剂举例**] 血府逐瘀汤、桃红四物汤、大黄䗪虫丸。

[**习用药物**] 桃仁、红花、川芎、鸡血藤、丹参、赤芍、牛膝、三棱、莪术、鬼箭羽、䗪虫、水蛭、虻虫等。

（二）外治疗法

在皮肤病的治疗方法中，外治疗法占有相当重要的地位，正如《医统源流》所说："外科之证，最重外治"。外治法的运用，要根据各种皮肤病的不同皮损及自觉症状，分别使用不同的药物，互相配伍，随证加减。现将外治药的功用和剂型分述如下：

1. 外治药的功用

皮肤病的外治药物种类很多，按其主治功用，大致可归纳为以下十类：

（1）祛风止痒药：薄荷、冰片、樟脑、铜绿、地肤子、白鲜皮、荆芥、防风等。

（2）温寒通阳药：乌头、艾叶、干姜、南星、川椒等。

（3）收敛燥湿药：热石膏、炉甘石、滑石、枯矾、鱼石脂、海螵蛸、儿茶、苍术等。

（4）养血润肤药：当归、生地、紫草、蜂蜜、胡麻、杏仁、猪油、麻油等。

（5）清热解毒药：黄连、黄柏、大黄、山栀、青黛、紫地丁、蒲公英、马齿苋、车前草等。

（6）杀虫攻毒药：轻粉、硫黄、雄黄、铅丹、蟾酥、土槿皮、百部、大枫子等。

（7）生肌活血药：乳香、没药、血竭、象皮、红花、三棱、莪术等。

（8）腐肌蚀肤药：鸦胆子、乌梅、石灰、卤碱等。

（9）皮肤刺激药：斑蝥、巴豆等。

（10）止血定痛药：地榆、紫草、白及、侧柏炭、三七、蒲黄、血余炭、陈棕炭等。

2. 外治药的剂型

（1）溶液：将单味或复方药物加水煎煮成一定浓度，滤去药渣所得的溶液。

①用法：可分湿敷（浸渍）及熏洗（浸洗）两种。湿敷法：用消毒纱布5～6层（或小毛巾）浸透溶液后，稍加拧挤，敷盖于皮损表面，隔数分钟更换一次。如此连续敷盖30～60分钟，每日2～3次。熏洗法：以热的溶液先对准患部热熏，待温时再渍洗患部。全身泛发性皮损，可用溶液沐浴。

②临床运用举例：湿敷法，适用于急性或亚急性湿疹、皮炎。可用马齿苋、黄柏、败酱草等单味药，或皮炎洗剂煎水稀释成适当浓度后作冷湿敷，有收敛、

消肿、控制继发感染等作用。熏洗法，适用于慢性瘙痒性皮肤病，如神经性皮炎、慢性湿疹等，可用葎草、楮桃叶、蛇床子、苦参等单味，或止痒洗剂煎水熏洗，有消风、祛湿、润肤、止痒等作用。

（2）粉剂：取单味或复方的中药，经煅、炼、炙、焙、碾、水飞等方法处理后研成极细粉末而成。

①用法：可将制备的药粉直接扑撒在皮损表面，或在涂擦药膏后，加扑粉剂，以加强药物的吸收与附着。

②临床运用举例：粉剂适用于无渗出液的急性或亚急性皮炎，如痱子、尿布皮炎等。通常用市售爽身粉或止痒扑粉外扑，可起保护、收敛、干燥、止痒等作用。

（3）洗剂（振荡剂）：由水与一定量的不溶于水的药粉混合组成，久置后药粉常沉淀于水底。

①用法：将洗剂振荡使药粉混悬于水中，以棉棒或毛笔蘸涂患处，一日多次。

②临床运用举例：洗剂适用于无渗液或糜烂的各种炎症性皮肤病，如皮肤瘙痒症、荨麻疹、痤疮等。我院常用的解毒洗剂、皮脂洗剂等，具有消炎、止痒、清凉、干燥等作用。

（4）浸剂：包括酊剂（酒浸剂）及泡剂（醋浸剂）二种。取单味或复方中药，置于酒（一般为白酒或酒精）或醋中浸泡，密封5～30天，滤渣取液外用。

①用法：酊剂，用棉棒或毛笔蘸液涂于皮损，每日数次。泡剂，将皮肤病患部置于醋中浸泡，每日一次，每次2～4小时。亦有连续浸泡12小时以上者。

②临床运用举例：浸剂适用于慢性皮肤病，如土槿皮酊可治皮肤真菌病、神经性皮炎等；止痒酊可外用于荨麻疹、皮肤瘙痒症等；白斑酊可外用治疗白癜风。藿黄浸剂用醋浸泡，可治手足甲癣，有杀虫止痒等作用。

（5）油剂：以麻油、花生油等植物油与药粉混合制成，或以药物浸在植物油中熬煎后滤去药渣制成。

①用法：棉棒或毛笔蘸油剂直接涂布于皮损，每日2～3次；或涂后盖上消毒纱布，每日换1次。

②临床运用举例：有轻、中度糜烂渗出的皮肤病，可用青黛油，黄灵油外敷。若有继发感染及脓疱等损害，可加用黄连、大黄、芙蓉叶等，以起收敛，燥湿、消炎、解毒等作用。

（6）软膏剂：用药粉与猪脂，或与凡士林、羊毛脂等调制而成。

①用法：薄涂于皮损表面，每日 2 次，或将软膏摊于消毒纱布上，覆盖清洁创面，每日更换 1 次。

②临床运用举例：肥厚鞭紧及干燥性的慢性皮肤病，如神经性皮炎、慢性湿疹、银屑病等，可用黄连膏或加味黄连膏涂敷，有润泽、软化、消炎、止痒等作用。

（7）硬膏剂（膏药）：将药物放在植物油中煎熬至焦，除去药渣，再将油熬到滴水成珠，加以适量黄丹或铅丹，使凝结成膏，摊于布、牛皮纸或胶布上而成。

①用法：将膏药烘软，贴敷于患部。

②临床运用举例：太乙膏和黑布药膏混合均匀后外贴，适用于慢性肥厚浸润性或增生性皮肤病，如神经性皮炎、乳头状皮炎、疤痕疙瘩等。有软化浸润、破瘀软坚、角质剥脱、除湿止痒等作用。

（8）药捻：又名药线，是以棉纸裹药或蘸药粉，制成细条捻子，或直接用药粉加水捻成细条而成。

①用法：将药捻直接插入破溃之脓腔、瘘管或窦道内。

②临床运用举例：对疮疡溃后不收口、结核性瘘管等慢性疾病，用五五丹或生肌散制药捻透入患部，起提脓拔毒、去腐生肌等作用。

六、对中医皮肤病预防的认识

管汾教授指出皮肤病的预防，就是采取一定的措施防止疾病的发生与发展。中医学在总结古代劳动人民与疾病做斗争的经验过程中，早就认识到预防的重要意义，在《素问》中就已提出"不治已病治未病"的预防医学思想。除了预防以外，古人对既病后的调理及注意事项也很重视。现就皮肤病的范围，分述如下：

1. 隔离预防

某些皮肤病，如麻风、梅毒、疥疮之类，古人早已认识到其具有传染性，故十分重视隔离预防，以免传染。如唐代已设有"疠人坊"收容隔离麻风病人；《疯门全书·麻疯二十一论》说："疯疾传染，事故常有，但回避可也。不共同器，不同饮食，各床各房"。《霉疮秘录》亦记有："昔人染此症，亲戚不同居，饮食不同器，置身静室以俟愈，故传染亦少"。都强调了隔离预防的重要意义。

2. 注意气候的变化

《外科正宗·调理须知第十三篇》云："再顺天时，假如夏热坐卧不可当风，忌置水于榻前床下，冬寒须避，起居常要温和，非柴火不可开疮看视，常有寒侵致生多变"。说明了无论在平时生活中，或者已经发生疾病以后，都要注意适应自然界气候的变化。以预防疾病的发生或变剧。

3. 强调情志安定

情志内伤引起疾病的发生，古人早有深刻认识。如《素问·举痛论》云，"怒则气上，喜则气缓，悲则气消，恐则气下"，说明很多疾病起因于情志改变。不但平时要情志安定，就是患病以后，亦当注意及此。医务人员和亲属也应注意病人的情绪，不能给以不良刺激。如《外科精义·论将护忌慎法》说："尤不可乱举方药，徒论虚实，惑乱患人，凝滞不决。"还有的医书中记载，病人卧床之时，多不能自慰，而其亲属朋友必须善慰之，不可以家事频频相烦，以伤其心。很类似现代医学的保护性医疗制度。

4. 饮食之宜忌

皮肤病的发生，与饮食关系是十分密切的，而且饮食的宜忌对疾病的演变、转归，也是一个非常重要的因素。正如《外科正宗·杂忌须知第十四》所说："疮愈之后……不减口味，后必疮痒无度。"一般说来，鸡、鸭、鹅、鱼、虾、蟹等海腥之物，皆能动风生痒，故患瘙痒性皮肤病时不宜食之。此外，葱、蒜、姜、辣、烟、酒等辛热之品，对湿热性皮肤病，亦以少食或不食为宜。

5. 注意休息及安静

某些疾病患者，须要适当的休息和安静的环境。《外科精义》记述："于患人左右，止息烦杂。切忌打触器物，诸恶音声，争辩是非，咒骂斗殴。"强调了患者休息环境的安静，对恢复健康是很重要的。

6. 重视身体的锻炼

汉代名医华佗，根据"流水不腐，户枢不蠹"的原理，创造了"五禽戏"的健身运动。指出人体通过劳动，可以使关节舒利、气血畅通，以减少疾病的发生。此与现代提倡发展体育运动，增强人民体质的意义，是完全一致的。

7. 既病防变

古代医家不但强调未病先防，而且也很重视得病后要争取及时治疗，以防疾病发展与传变。《素问·阴阳应象大论》说："邪风之至，疾如风雨，故善治者治皮毛，其次治肌肤，其次治筋脉，其次治六腑，其次治五脏"。说明外邪侵犯人体，可由表入里，由浅入深，使病情逐步加重。因此，对疾病要做到早期诊断和及时治疗，以防其变。

第三章 常见皮肤病的辨证论治心得

管汾教授对各种皮肤病的诊治有着他独特的方法和治疗手段，以下介绍的都是他对一些较为常见的皮肤病的辨证论治方法和经验，值得我们学习。

一、疣

疣的形态众多，部位不定，病因不一，故其论治可依辨证不同而施以不同的治法。

1. 风热搏肤证

多为扁平疣早期。皮疹色红而隆起，有轻重不等的痒感，口干作热，头眩心烦。舌红苔黄，脉浮数。治宜清热散风。

方药举例：桑菊饮加减。桑叶、菊花、连翘、薄荷、桔梗、杏仁、牛蒡子、生地、玄参、银花、蝉衣等。

2. 肝虚血燥证

形态表现如寻常疣、跖疣之类。因肝血不足，筋脉失养，故皮疹粗糙干裂，蓬松枯槁如花蕊状，数目较多而泛发。治宜养血柔肝。

方药举例：当归饮子加减。当归、熟地、生地、首乌、川芎、白芍、白蒺藜、玄参、钩藤、珍珠母、灵磁石、生牡蛎等。

3. 下焦湿热证

多为外阴部及生殖器的尖锐湿疣。湿热交加致表面潮湿、糜烂渗液。舌红苔黄腻，脉弦或濡数。治宜清利湿热。

方药举例：龙胆泻肝汤加减。龙胆草、山栀、黄柏、黄芩、车前子、泽泻、柴胡、当归、生地、木通、生草等。若继发感染者，可加紫地丁、蒲公英、忍冬藤之类，以清热解毒。

[**体会**]疣是临床上常见的多发病，中药内服治疗，较适用于扁平疣，而传

染性软疣、单发的寻常疣及跖疣，则以局部治疗为主，对多发性寻常疣及尖锐湿疣，则须内、外并治。扁平疣在服药过程中，我们常见到有的患者，皮疹可呈急性发作，如色泽转红、隆起明显、瘙痒增剧等。但继续服药，发疹即迅速趋于消退，若因惧而停治，则致前功尽弃。除辨证论治外，我们针对病毒致病的本质，采用由抗病毒中药组成复方板蓝根制剂治疗扁平疣；总有效率为58.6%。药物组成为板蓝根、大青叶各30克，苡仁米15克，紫草9克，酌情加用红花6克、牡蛎30克。水煎二次分服，同时以药渣煎水洗患处15~20分钟。

另有治疣几方如下：

（1）寻常疣：采取活血软坚，清热解毒治则。基本方为：红花6克，桃仁9克，郁金9克，穿山甲6克，透骨草12克，赤芍9克，丹参6克，珍珠母30克，蛤壳30克，大青叶12克，蜀羊泉15克。

（2）跖疣：采用活血软坚治则。基本方为：红花9克，桃仁9克，郁金9克，怀牛膝9克，透骨草12克，穿山甲9克，珍珠母30克，蛤壳30克，生牡蛎30克。

（3）扁平疣：采取活血清热散风为主的治则。基本方为：当归9克，红花9克，紫草9克，赤芍9克，桑叶12克，银花12克，灵磁石30克，代赭石30克，或以单味红花，每日6~9克。

以上诸方，经我们在临床试用治疗扁平疣，均有一定效果，故此处予以介绍。此外，亦可试用复方板蓝根注射液或柴胡注射液，每日一次，肌内注射，每次2毫升。

二、麻疹

本病在出疹时，必须注意观察疹点的色泽、形态、分布的不同，结合其他症状来辨别病情的轻重顺逆。疹点红润，疏密适当，分布均匀，透发顺序而齐全，疹透后热退神清者，多为顺证、轻证，若疹点色深、紫暗，稠密或融合大片，透发不齐，疏密不匀，或刚透即隐，伴见高热、气喘，而色苍白或青紫等症状者，多属逆证、重证。对于顺证，只要护理得当，可不药自愈，逆证则当密切注意其邪正间消长关系，妥善处理。病情重笃者，需中西医结合治疗。

1. 顺证分型论治

（1）风热犯肺证：相当于前驱期。恶寒，发热，热势逐渐上升，鼻塞，泪水汪汪，或见目赤、口腔黏膜麻疹斑，大便泄泻。舌质红，苔薄黄，脉浮数。治宜宣透解毒。可用方药银翘散加减。银花、连翘、牛蒡子、桔梗、蝉衣、茅根、芦根、甘草等。热重无汗，加浮萍，咳嗽痰多，加延胡索、杏仁；咽痛明显，加马勃、射干，大便稀溏，加葛根、升麻。

（2）热郁肺胃证：相当于出疹期。疹点顺序透发，自头面蔓及躯干、四肢及手足心，分布致密，疹色加深，扪之碍手。发热较重，烦躁，口干，咳嗽，口腔黏膜红赤。苔黄舌红，脉洪数。治宜清热解毒。清解透表汤加减。银花、连翘、荆芥、桑叶、黄芩、赤芍、紫草、板蓝根、西河柳等。若疹点隐约不透或透而不显者，加牛蒡子、蝉衣、薄荷；疹点色赤紫暗，融合成片或出血者，加鲜生地、丹皮、紫草；高热烦躁，面赤，加山栀、川连、石膏；如有齿衄，鼻衄，加藕节炭、白茅花。

（3）肺胃阴伤证：相当于恢复期。疹点渐次回没，消退处遗有色素沉着及脱屑。热度下降，咳嗽减轻，精神食欲好转，口干，舌红苔薄净。治宜甘凉养阴。可用方药沙参麦冬汤加减。沙参、麦冬、天花粉、芦根、玄参、石斛、玉竹、甘草等。余留低热，加地骨皮、银柴胡；声音嘶哑，加玉蝴蝶、西青果；胃纳欠佳，食欲不振，加炙鸡金、谷麦芽；大便秘结，加全瓜蒌或火麻仁。

2. 逆证分型论治

指麻疹伴有并发症者。常见的并发症为肺炎，其次为口腔炎、喉炎等，多发生于麻疹出疹期和恢复期。其辨证，有热毒闭肺、热毒壅胃、邪闭咽喉、毒留大肠、营热动风、气阳虚衰等证。治疗主要以中药为主。对重症患者，可每日肌注丙种球蛋白 3～6 毫升，连续数天。有并发症者，针对所患并发症而进行不同治疗。

三、毛囊炎

对于毛囊炎病之初起之际，正气未伤，火毒炽盛，故治当清火解毒。但若病情复发，致正气受损，邪恋不清，则当补气托毒，治则当有所别。

1. 火毒炽盛证

内火炽盛，外受邪毒，交加犯肤，故证见多数散在或密集的毛囊性小脓疱，周围红晕明显，有的已形成为疖肿，伴发热、口干、舌红苔黄。治宜清火解毒。可用方药黄连解毒汤加味。黄连、黄芩、山栀、银花，连翘、蚤休、赤芍、玄参、龙葵、生草等。成药可服连翘败毒丸、牛黄解毒丸等。

2. 气虚邪恋证

相当于反复发作的慢性毛囊炎。因正气已虚，邪恋不散，故皮疹一般色泽暗淡。间见脓疱、结痂性损害，尤多夹有小疖。患者体弱乏力，面色㿠白，苔薄舌淡。治宜补气托毒。可用方药托里消毒饮加减。生黄芪、党参、茯苓、白术、当归、银花、连翘、白芍、角刺、生草等。

[体会] 毛囊炎虽然为害不大，但反复发作，经久不愈，给患者带来精神上很大痛苦。一般火毒炽盛证较易医治，而气虚邪恋者，因正气已虚，邪恋不清，治疗颇为棘手。治法上不能一味猛攻，致伤正气而邪羁更深，此时必须培补正气，托里消毒，方可邪除病愈，治疗时当予注意。

四、疖

疖病轻者一般不须服药，外治即可痊愈。若数目较多，反复发生，或伴全身症状者，则须内服外治同用。内治宜清火解毒。可用方药五味消毒饮加减。若脓已成或排脓不畅者，可投托里透脓汤加减。紫地丁、蒲公英、银花、连翘、蚤休、菊花、赤芍、山甲、皂角刺、生草等。火毒炽盛，发热、口干、尿赤者，加黄连、黄芩、山栀，便结者，加生大黄。暑湿疖肿，见胸闷、恶心、呕吐、食少、尿赤、苔黄腻，酌加青蒿、佩兰、藿香、滑石。疖病反复发作，正气不足者，可加生黄芪、党参、当归、白术等。成药可用防风通圣丸、连翘败毒丸、丁半合剂。小儿可用六神丸、梅花点舌丹等。

[体会] 生于鼻部及口唇周围的疗疮，肿块坚硬，病灶较深，周围容易出现漫肿，脓头成熟较迟，多伴麻木、热胀感，如因挤压、不适当的切开、过食辛辣厚味，易使火毒扩散，造成"疗疮走黄"，故临床必须慎重处理。有的疖肿，脓出不畅，结成硬肿不易消散者，则以仙方活命饮加减，以活血散坚。疖病反复发作不愈者，宜全身检查有否其他疾病，尤应注意血糖、尿糖之变化。饮食宜清淡，忌葱、蒜、姜、辣、酒等，以免火毒发散，流窜全身。

五、痈

痈的证候，起病迅暴，红肿热痛，侵长广大，多属阳证。但因机体正气盛衰，邪毒轻重不同，证可由阳转阴，亦可转阴回阳。初起多为阳证、实证；久病及老弱患者，可为阴证、虚证。故论治必先辨病之虚实。

1. 实证

多见于体质壮实之人，因正盛邪实，故局部红肿焮热，按之剧痛，底盘坚硬。溃后如蜂窝状，脓稠厚色黄，腐肉易脱落，肉芽生长较快，易收口愈合。并伴有高热、口渴、头痛、小便短赤、大便秘结等证。苔黄燥，脉洪数。治宜清热解毒，活血止痛。可用方药仙方活命饮加减。银花、连翘、紫地丁、蒲公英、半边莲、归尾、赤芍、贝母、天花粉、乳香、没药、白芷、甘草等。若热毒炽盛者，可加黄连、黄芩、黄柏、山栀，里实便结者，加槟榔、大黄，脓毒不易透发者，加生黄芪、山甲、皂刺、川芎。

2. 虚证

多见于老年体弱或有贫血，糖尿病患者。因气血两亏，毒滞难化，故局部疮形平塌，根盘软漫，疮色紫暗无光泽，脓成迟缓，脓水清稀，腐肉难脱，溃后不易生肌收口。面色苍白，精神萎靡，少气乏力，伴微热或潮热。舌质淡无苔，脉细数无力。治宜补血益气，扶正托毒。可用方药托里消毒散、补中益气汤或八珍汤加减。黄芪、党参、茯苓、白术、当归、川芎、白芍、白芷、角刺、桔梗、银花、连翘、甘草等。若阴液不足、火毒炽盛者，加用生石膏、知母、花粉、玄参、麦冬等。

[体会] 痈与疖比，虽病因相似，但痈症病情凶险，预后欠佳，故宜早期治疗。当病势沉重，全身症状明显时，除中药治疗外，宜及时配合大剂量有效抗菌素，以及补液、输血。对病变范围宽广而炎症不断扩展，坏死组织不易脱落或感染难以控制者，应及早予以局部切开引流。手术时应作"＋"或"＋＋"字形切开，将皮瓣游离，充分切除坏死组织，术后创口湿敷。若创口过大，难以愈合，尚须给予植皮。此外，有贫血或糖尿病者，亦应及时治疗纠正。痈毒内陷，证见寒战高热，头痛心烦胸闷，四肢无力，汗出如淋，舌质红绛，苔多黄糙，脉洪数或滑数。皮肤上可出现瘀斑、紫点、风团等。病情严重者，更有神昏谵语，气息急促，手足痉厥等证。此际治疗当重用清营解毒，凉血泄热之法。可用方剂：犀角地黄汤、清瘟败毒饮、黄连解毒汤等加减。犀角（水牛角代）、生地、石膏、知母、丹皮、赤芍、黄连、黄芩、山栀、玄参、紫地丁、生草等。神昏谵语者，加紫雪丹或安宫牛黄丸，大便秘结者，加生大黄、玄明粉，口渴阴伤者，加鲜石斛、天冬、麦冬，痉厥者，加羚羊粉、钩藤、龙齿、茯神等。并当配合应用大剂量、多种广谱抗菌素。

六、湿疹

湿疹初起多因脾湿心火，外受风邪，三者交阻肌肤，浸淫而成。治疗时尚须辨其湿、热程度之不等而略有偏重。风湿热并重者，予以清热利湿，祛风止痒；热重于湿者，多用清热之品，湿重于热者，宜以健脾除湿。慢性者因血虚风燥，故以养血滋阴润燥为宜。

1. 湿热俱盛证

相当于急性湿疹。皮损见红斑水疱，滋水淋漓，味腥而黏，或有糜烂、结痂。瘙痒难忍，或痒痛兼作。常伴口苦而腻，小便短赤，大便干结。舌红苔黄腻，脉濡滑或滑数。治宜清热利湿。可用方药龙胆泻肝汤、三妙丸或萆薢渗湿汤加减。龙胆草、黄芩、黄柏、山栀、萆薢、茯苓、泽泻、车前子、木通、生地、薏苡仁、六一散等。若有化脓感染之象者，可加用紫地丁、蒲公英、蚤休、银花、连翘等清热解毒之品。

2. 脾虚湿胜证

相当于亚急性湿疹。皮损色暗红不鲜，表面水疱渗液，部分干燥结痂。面足浮肿，胸闷纳减，口淡而腻，大便溏薄，舌淡，苔白而腻，脉濡缓。治宜健脾除湿。可用方药除湿胃苓汤加减。猪苓、茯苓、苍术、川朴、苡仁、陈皮、泽泻、冬瓜皮、白鲜皮、六一散等。

3. 血虚风燥证

相当于慢性湿疹。皮损浸润肥厚，干燥脱屑，色素沉着或呈苔藓样变。瘙痒剧烈，抓后渗水，舌淡苔薄或净，脉细数或滑数。治宜养血祛风。可用方药养血定风汤加减。当归、生地、川芎、赤芍、天冬、白蒺藜、丹皮、僵蚕、车前子、薏苡仁、生甘草等。痒甚者，可加全蝎、蜈蚣、乌梢蛇之类，以搜风止痒。

[体会] 湿疹的病因虽多，但从其临床表现来看，中医辨证总不外乎风、湿、热及血虚等因。其中又当根据皮损干、湿、痒等不同，分为偏于湿重或热重；或湿热并重；或血虚风盛，治疗上区别对待，灵活掌握。但总的来说，离不开一个"湿"字，因之在治疗中当以理湿为主，即使在血虚风燥型中，亦应照顾及此。此外，在湿疹治疗中，还当结合经络辨证。如发于面部、乳房部者，与脾、胃二经有关；发于耳部、胸胁、外阴部者，则多属肝胆湿热，用药当有所别。

由于湿与脾的关系极为密切，故饮食不节，过食炙煿厚味，辛辣鱼腥等物，致脾运失健，或因涉水浸淫，以致湿困脾阳，均可导致湿泛肌肤，加重病势。因之，在预防湿疮发病，或既病之后，中医极为重视饮食和外湿方面的因素。自体过敏性湿疹，每系局部病灶处理不当而促发，故中医辨证为湿热内蕴、毒邪外侵，除清热除湿外，应加黄连、青黛、大青叶、茅根、人中黄等清热解毒之品，收效更佳。

七、药物性皮炎

药物性皮炎为临床各科均能遇到的一种较为常见的皮肤病。在古代医书中累有记载，如《外科正宗》："砒毒者，阳精火毒之物，服之令人脏腑干涸，皮肤紫点，气血乖逆，败绝则死。"《疡医大全》亦记有："误中砒毒，浑身紫黑……此名砒霜累泡"。可见，中医学对药疹早有认识。近年来，除西药外，有关中草药引起药物性皮炎的报道亦日益增多，有因于单味药，也有因于复方。药物有中药或草药，如葛根、天花粉、紫草、大青叶、板蓝根、鱼腥草、毛冬青、穿心莲、千里光、白蒺藜、贝母、筋骨草、槐花、紫珠草、丹参、红花、人参、乌贼骨、二面针、地龙、蓖麻子、蒲公英、青蒿、当归、大黄、楮树、红茶、满山香、野萝卜、柳枝、松塔、蟾蜍，大青蝗等等，成药有六神丸、牛黄解毒丸、天王补心丹、云南白药、益母膏、双解丸、健身丸、银翘解毒片等，以及剂型改革制成品，如心宁注射液、复方柴胡注射液等针剂。所引起的皮炎类型有剥脱性皮炎、猩红热样疹、固定性红斑、荨麻疹、皮肤瘙痒，甚至有过敏性休克及死亡的病例。因此，中草药可引起药物性皮炎，必须引起我们的重视。

药物性皮炎重者可致死亡，轻者对人体健康亦有一定影响。因之，在用药治病前，特别如青霉素、磺胺类、巴比妥制剂等，应详细而耐心询问患者之禀性不耐史及其对各种药物的过敏史。引起药疹的致敏药物，不单是通过口服或注射进入人体，它还可以通过其他给药方式，如滴鼻、滴眼、漱口、塞药、灌肠、冲洗、熏蒸、喷雾以及外用等多种途径进入人体而致病，故在询问病史中应注意启发患者。在用药期间，发现有皮肤瘙痒、红斑、发热等可疑反应时，宜立即停药观察。对已发生反应的药物，切勿再用，并于病历上注明以备查考。对严重类型的药物性皮炎，及时使用皮质类固醇激素，并应加倍护理，尤须注意防止皮肤继发感染，以免引起症情增剧。

特别介绍大疱性表皮松懈萎缩型药物性皮炎的诊治。本病病初出现广泛的红斑水疱，证见药毒内陷，湿热伤营。此时应使用大量激素控制病情，同时选用清热解毒、除湿消肿的中药以解毒排毒。方药：银花30克，连翘15克，大青叶15克，黄连9克，栀仁9克，生地9克，丹皮9克，当归9克，赤芍9克，茯苓12克，车前子9克，木通6克。水煎，日服二次。证见湿热炽盛，热重伤阴，高烧，大疱增多，且有继发感染者，可在应用激素、抗菌素的同时，选用滋阴清营、凉血解毒的方剂。方药：生玳瑁9克，生地15克，银花30克，连翘15克，丹皮9克，赤芍9克，茅根30克，花粉15克，甘草9克。水煎后，兑入羚羊角粉0.75克冲服，日服二次。当体温下降，水疱干涸、脱屑、颜色鲜红、肿胀，证见余毒未消，气血两虚时，可在调整水电解质平衡的同时，使用滋阴清营、健脾利湿的中药。方药：银花30克，花粉15克，槐花15克，赤芍9克，丹皮9克，当归12克，生地15克，茯苓15克，白术9克。水煎，日服二次。当皮肤脱屑基本好转，证见气虚血亏时，可递减激素，并使用滋阴养血、健脾除湿中药，以扶正祛邪。方药：当归12克，生地15克，白术12克，茯苓15克，山药12克，扁豆9克，泽泻9克，苡米15克，甘草9克。水煎，日服二次。西医疗法：抗组织胺制剂、钙剂、大量维生素C，硫代硫酸钠。皮疹广泛，病情严重者，当及早使用皮质类固醇激素，早期用氢化可的松静脉滴注为最有效，总剂量一般300～400毫克，加维生素C1～2克、10%氯化钾20毫升，配成10%葡萄糖注射液1000毫升，作缓慢滴注。必要时加抗生素，如庆大霉素100～200毫克。病情控制后，改以泼尼松口服。外治疗法：根据皮损炎症不同，可按湿疹、皮炎处理。

八、荨麻疹

对于荨麻疹的中医证候分为以下十型。

（1）风胜热盛证：风团色红，遇热增剧，得冷则瘥。恶风微热，口渴心烦。舌红，苔薄黄，脉浮数。

[治法] 祛风清热。

方药举例：消风散加减。荆芥、防风、牛蒡子、苦参、蝉衣、煅石膏、知母、生地、胡麻仁、木通、生草等。

（2）风寒外袭证：发疹色淡红或白，浸涉冷水或吹风受寒后加重，得暖则轻。自觉恶寒恶风，口不渴。苔薄白，脉浮缓。

治法：疏风散寒。

方药举例：麻黄汤或桂枝汤加减。麻黄、桂枝、白芍、羌活、独活、荆芥、白鲜皮、生姜、炙草、红枣等。

（3）卫阳不困证：患者素质多汗，发疹每于汗出后，皮疹多为针头或豆大，少呈大片者。发病时觉凛凛恶寒，微微自汗。发作不休，顽固难治。苔薄舌淡，脉沉细。

[治法] 固表敛汗祛风。

方药举例：玉屏风散加减。黄芪、白术、防风、牡蛎、碧桃干、浮小麦、牛蒡子、蝉衣、苍耳子、生草等。

（4）阴虚火旺证：病多发于午后或晚间，皮疹时隐时现，面色萎黄，偶有头晕目花、潮热颧红、口干咽燥、手足心热等阴虚之证。舌红苔光，脉细数无力。

[治法] 养血滋阴降火。

方药举例：四物汤合青蒿鳖甲汤加减。当归、生地、首乌、玄参、地骨皮、白芍、青蒿、龟板、鳖甲、钩藤、甘草等。

（5）气血两虚证：大都系久病后耗气伤血所致，发疹不息，食纳锐减，夜寐欠安，神情疲惫，面色苍白，肢软无力，动辄气喘，唇甲色淡。舌胖体嫩，质淡，脉细弱。

[治法] 补血益气。

方药举例：八珍汤加减。黄芪、党参、茯苓、白术、当归、丹参、炙鸡金、焦六曲、炒枣仁、合欢皮、炙草等。

（6）心阴不足证：发病多在情绪波动或心神不宁之际，风团隐红。伴心悸健忘，失眠多梦。舌红，脉细数。

[治法] 补血宁心。

方药举例：天王补心丹合朱砂安神丸加减。当归、生地、熟地、白芍、茯神、首乌、龙骨、牡蛎、珍珠母、远志、五味子、炙草等。

（7）脾胃湿热证：发疹时脘腹疼痛难忍，拒按，或则坐卧不安，不能进食，倦怠无力，大便溏泄，间或秘结。苔黄腻，脉濡数。

[治法] 清肠泄热，利胆化湿。

方药举例：除湿胃苓汤合茵陈蒿汤加减。茯苓、苍术、白术、厚朴、山栀、茵陈、泽泻、苡仁、枳壳、大黄等。

（8）热毒燔营证：多因食物中毒或服药后致病。发病突然，疹块弥漫全身并呈大片鲜红色，瘙痒剧烈，并伴高热恶寒，口渴喜冷饮，甚或面红目赤，心烦不安，小便短赤，大便秘结或溏薄。舌红苔黄，脉洪数。

[治法] 泻火清营，凉血解毒。

方药举例：清瘟败毒饮加减。黄连、黄芩、生石膏、知母、银花、玄参、人中黄、芦根、土茯苓、滑石、生草等。

（9）虫积伤脾证：此证多见于有肠寄生虫者或丘疹性荨麻疹的儿童。患儿往往身体消瘦，面黄或有白斑，时有脐周疼痛，偏嗜零食，睡中磨牙。大便检查，寄生虫卵多为阳性。苔白或腻，脉濡。

[治法] 驱虫健脾，消食化滞。

方药举例：化虫丸合保和丸加减。使君子、槟榔、苦楝根皮、木香、茯苓、山楂、神曲、白术、甘草等。

（10）冲任失调证：患者多为女性，往往月经不调，超前落后，经来腹痛，色紫红或有瘀块。发疹多于经前，经后可不治自消。苔薄，舌有紫气，脉弦数。

[治法] 调摄冲任。

方药举例：桃红四物汤加减。桃仁、红花、丹参、当归、赤芍、川芎、香附、木香、菟丝子、淫羊藿、巴戟天、甘草等。

[体会] 荨麻疹的辨证分型，各地报告不尽一致，立法处方亦多不同。就我们临床体会，荨麻疹症状虽简，然病因复杂，故须根据病因结合症状加以辨证论治，方能得效。现代医学对荨麻疹的病因分类，大致如下：

（1）食物性荨麻疹。

（2）药物性荨麻疹。

（3）物理性荨麻疹（包括寒冷性荨麻疹、热激性荨麻疹，机械性荨麻疹、日光性荨麻疹）。

（4）胆碱能性荨麻疹。

（5）病灶感染性荨麻疹。

（6）内分泌性荨麻疹。

（7）精神性荨麻疹。

（8）其他：包括家族性荨麻疹、丘疹性荨麻疹等等。

上述中医辨证论治，系结合西医病因分类而进行，临床实践较单用一法一方者，收效为佳，由此可见荨麻疹辨证论治的重要性。当然，以上分型仅属初步尝试，是否完善，尚待继续探讨。

九、血管性水肿

本症发病部位以喉头、眼睑、口唇为主，水肿呈皮色或白色，或伴气喘息短，面色㿠白，周身乏力，肢体浮肿，食纳减退，舌淡苔白，脉缓或濡细等证。发病机制当为肺脾二脏气虚，卫表不固，腠理不密，以致外界风邪侵入而成。治宜健补肺脾，益气固表。

方药举例：补肺汤合参苓白术散加减。黄芪、党参、茯苓、白术、山药、川朴、紫菀、五味子、荆芥、防风、甘草等。西医治疗一般与荨麻疹相同。但在发生喉头水肿情况时，应立即皮下注射0.1%肾上腺素0.5～1毫升；抗组织胺剂，如异丙嗪25毫克肌内注射，或静脉滴注氢化可的松100～200毫克。必要时，施行喉插管术或气管切开术。

十、神经性皮炎

神经性皮炎证候初发多系风热，慢性者多属风燥，故治法有清热祛风和养血祛风之别。

（1）风热交阻证：见于病之早期。皮损以丘疹为主，或发为红斑，瘙痒阵发。舌质红，苔微黄或黄腻，脉弦滑数。

［治法］清热祛风。

方药举例：消风散加减。荆芥、防风、牛蒡子、蝉衣、银花、连翘、黄芩、生地、胡麻仁、苦参、木通、生草等。

（2）血虚风燥证：病久后肌肤失养，皮损渐呈苔藓样变，表面干燥脱屑或有抓痕结痂。痒剧，入夜尤甚。舌质淡红，苔薄白，脉细弱。

［治法］养血祛风。

方药举例：养血定风汤加减。当归、生地、赤芍、川芎、首乌、天冬、白蒺藜、僵蚕、胡麻仁、苦参、甘草等。

（3）血热风盛证：多为病久之顽症。皮损泛发全身，呈大片浸润性潮红斑块，并有抓痕、血痂或苔藓样变。自觉奇痒不止，心烦内热，口渴喜冷饮，尿黄便干。舌质红，苔黄腻，脉濡数。

［治法］清营凉血，消风止痒。

方药举例：清营汤合消风散加减。生石膏、知母、生地、丹皮、山栀、麦冬、连翘、银花、蝉衣、乌梢蛇、竹叶、蜈蚣等。

［体会］神经性皮炎是在临床工作中经常遇到的一种顽固难愈的皮肤病。其治疗方法虽多，但愈后仍易复发，致有缠绵数月至数年者，造成患者思想上很大痛苦。从疾病发展过程来看，往往初起为风热交阻证，之后渐演变为血虚风燥或

血热风盛证，故治疗当审因辨证，分别论治。对于病程长久、皮损泛发、浸润肥厚、瘙痒剧烈、久治不愈者，则当考虑使用乌蛇、蜈蚣、全蝎等搜风止痒之品。北京赵炳南老中医的"全虫方"可以一试，其方为：全虫6克，皂刺12克，猪牙皂角6克，刺蒺藜15克，炒槐花15克，威灵仙12克，苦参6克，白鲜皮15克，黄柏15克。若发病与精神因素有关，或睡眠不佳、神经衰弱者，可增添宁心安神之品，如灵磁石、牡蛎、珍珠母、龙骨、茯神、酸枣仁、远志、夜交藤、合欢皮等。

十一、扁平苔藓

扁平苔藓的证候可分为以下3种：

（1）风热犯肤证：发病较急，迅速泛发全身。皮疹色红，或有水疱，瘙痒较剧。舌或紫或红，脉浮数。

[治法] 疏风清热。

方药举例：清风散加减。生石膏、知母、荆芥、防风、蝉衣、牛蒡子、牛地、当归、胡麻仁、木通、苦参、生草等。

（2）湿毒瘀阻证：慢性病程，皮疹融合成肥厚斑片，呈典型的紫蓝色，奇痒难忍。苔薄润，舌有瘀斑或带紫气，脉多濡细或弦。

[治法] 活血祛瘀利湿。

方药举例：鸡血藤、丹参、赤芍、鬼箭羽、六月雪、徐长卿、莪术、苡仁、泽泻、泽兰、玄参、银花、生草等。

（3）肝肾阴虚证，多见于口腔黏膜扁平苔藓患者，可伴皮肤损害。黏膜部发疹呈乳白色条纹或网状、环状排列，重者可有浸渍、糜烂，自觉局部干涩感，对辛、辣刺激特别敏感。舌质偏红，脉细涩。

[治法] 滋肾养肝。

方药举例：六味地黄丸加减。南北沙参、熟地、山萸肉、山药、天冬、麦冬、枸杞子、玄参、石斛、生草等。

[体会] 扁平苔藓是一种原因不明的皮肤病，临床并不多见，其治疗颇为棘手。我们体会中医治疗，根据其皮疹的色泽来辨证较为重要。皮疹色红者，应以凉血消风为主，色呈紫暗者，则当活血化瘀。此外，口腔黏膜发疹，多为干燥发涩，故又须兼顾养阴。但不论何种证型，治疗时间均须充分，始能收效。

十二、多形性红斑

多形性红斑因发病季节、临床表现的不同，可分为湿热蕴结与风寒血瘀二证，治法亦有所不同。

（1）湿热蕴结证：多发于春秋季，青壮年为多。因湿热俱盛，故斑呈鲜红色并带水肿，水疱性损害较多，或有黏膜糜烂者。兼因风邪，故皮疹瘙痒。口渴，心烦，尿黄，便干。舌红苔黄腻，脉多滑数。

[治法] 清热利湿，佐以祛风。

方药举例：萆薢渗湿汤加减。萆薢、茯苓、苡仁、泽泻、木通、生地、丹皮、黄柏、制大黄、蝉衣、薄荷、防风、生草等。

（2）风寒血瘀证：多发于儿童及青少年。每于寒冷季节发病或加重，天暖后日渐好转而自愈。因气血瘀滞，故皮疹多呈暗红或紫红色，痒痛交加，或伴形寒恶风、四肢逆冷、腹痛便溏等证。苔薄白，脉濡缓。

[治法] 疏风散寒，活血化瘀。

方药举例：当归四逆汤或附子理中汤加减。当归、桂枝、附子、苍术、白术、赤芍、川芎、细辛、羌活、防风、干姜、红枣、炙草。

[体会] 多形性红斑之风寒血瘀证，又称寒冷型多形性红斑。近年来，有关其治疗的报道日益增多，如"复方附子方"：附子6克、肉桂5克、良姜15克、当归15克、川芎9克、红花9克。南京地区因秋冬气温较低，本病甚为多见，其与湿热蕴结证者在皮疹上不易区分，但从发病季节及全身证候上可资辨别。在治疗上，风寒血瘀证一般应以疏风散寒、活血化瘀为主。但有些病例，若临症表现以血热湿重者，则仍当以湿热证论治，不可机械套用。否则，反使病情转剧。我们应用南通医学院附院介绍的下方，治疗湿热蕴结证颇有验效。槐花12克，白菊花9克，款冬花9克，夜交藤9克，地肤子30克。水煎服，每日一剂。

十三、结节性红斑

结节性红斑早期多因湿热蕴结，时久后则气血凝滞，故治法亦有清热利湿及活血化瘀之别。

（1）湿热蕴结证：相当于病的早期。结节多分布于下肢，色红灼热，表面肿胀光亮，质地较为坚硬。常伴关节疼痛、红肿以及下肢浮肿。舌红苔黄腻，脉滑数。

［**治法**］清热利湿。

方药举例：草薢化毒汤加减。牛膝、黄柏、草薢、忍冬藤、连翘、生地、防己、车前子、归尾、赤芍、陈皮、甘草等。

（2）气血凝滞证：此证多由湿热蕴结证失治，缠绵演变而成，其结节色泽呈暗红或紫红色。自觉痛及压痛较为明显，一般无全身症状。舌紫或有瘀斑，苔薄，脉弦滑。

［**治法**］活血化瘀，理气通络。

方药举例：膈下逐瘀汤加减。当归、川芎、赤芍、桃仁、红花、五灵脂、乳香、没药、延胡索、郁金、香附、枳壳、路路通、络石藤等。

［**体会**］结节性红斑，是常见的下肢皮下结节病之一，一般文献报告多用活血化瘀法治疗，但我们体会还是应该根据其临床证候来进行辨证，不外乎湿热与血瘀二型。治疗时亦应有所侧重，并在此基础上予以加减。结节嫩红赤肿、小便黄、大便秘结者，加大黄、丹皮、山栀、紫草、蒲公英、大青叶等，以清热凉血。结节融合成大片斑块、色暗紫、质地坚实、久治不化者，加软坚散结之品，如昆布、海藻、山慈菇、炙山甲、三棱、莪术、川贝母等。有恶寒、发热、咽痛等表证时，加牛蒡子、桔梗、射干、山豆根等。伴关节痛者，加豨莶草、秦艽、木瓜、羌活、独活等，以祛风除湿。足踝浮肿、久而不消者，重用黄芪、防己、苍术、泽泻、滑石等利水消肿之品。

十四、银屑病

银屑病之发病，总因血分蕴热，外感风邪，风热相搏，伤营化燥所致。故治法不外清热凉血，养血润燥，又因本症多痒，故尚须佐以祛风止痒，病久者又须加用活血化瘀之品。

（1）风盛血热证：损害发展较快，不断扩大并出现新疹。血热内盛，故疹色鲜红、嫩热，鳞屑厚积，点状出血现象明显。风淫致瘙痒难忍。因外伤或抓扒，可引发新疹，称"同形反应"。伴心烦、口干，小便短赤，大便秘结等。舌红苔黄，脉弦或滑数。本证相当于西医的进行期银屑病。

［**治法**］清热、凉风、祛风。

方药举例：土槐饮加减。土茯苓、生槐花、白茅根、生地、丹皮、紫草、当归、何首乌、蝉衣、薄荷、白鲜皮、生草等。

（2）风热血燥证：皮疹保持稳定或有消退现象，潮红及鳞屑显著减少，瘙痒不甚。舌质淡红，苔薄白，脉细濡或沉细。本证相当于西医的静止期或退行期银屑病。

[治法] 养血、滋阴、润燥。

方药举例：养血润肤饮加减。当归、丹参、生地、熟地、玄参、首乌、天冬、麦冬、麻仁、蝉衣、桑叶、生草等。若病邪稽留时久，损害浸润肥厚，包暗红，舌质暗紫或见瘀点，脉涩或细缓者，则须酌加活血化瘀、行气通络之品。如鸡血藤、川芎、桃仁、红花、三棱、莪术、香附、枳壳、陈皮等。

（3）热毒夹湿证：除具有典型的银屑病皮疹外，常伴有多数大小不等的浅在性、无菌性脓疱。损害好发于掌跖部，亦有泛发全身者。重者，伴发热、口渴、尿黄、便结等全身症状。舌红，苔黄或带灰黑苔，脉弦或滑数。

[治法] 清热、解毒、利湿。

方药举例：黄连解毒汤合五神汤加减。黄连、黄芩、黄柏、紫地丁、大青叶、银花、车前子、泽泻、苡仁、竹叶、蚕沙等。

（4）风湿阻络证：本证可侵犯关节，尤以指趾、颈椎、骶髂关节呈类风湿关节炎样病变。关节肿胀疼痛，活动受限，甚至僵硬畸形，弯曲不能伸直。舌淡苔薄白腻，脉弦滑或濡。本证常可与热毒夹湿证并发。

[治法] 活血通络，祛风除湿。

方药举例：独活寄生汤加减。独活、桑寄生、秦艽、防风、桂枝、杜仲、牛膝、当归、川芎、白芍、茯苓、甘草等。

（5）热盛阴伤证：相当于红皮病型银屑病。全身皮肤呈弥漫性潮红，按之发热，鳞屑呈大片脱落，病久者皮损浸润肥厚，伴轻重不等的发热、畏寒、心烦、口渴、溲黄赤、大便干结等。舌质红绛，无苔，或有裂纹，脉滑数。

[治法] 清营、凉血、养阴。

方药举例：清营汤、滋燥养营汤加减。生石膏、生地、知母、黄连、玄参、人中黄、天冬、麦冬、竹叶、连翘、生草等。

（6）冲任不调证：本证以妇女为多见。皮疹在怀孕期间可减轻或消失，但产后又可复发或加重，平素有月经不调史。

[治法] 调摄冲任，祛风润燥。

方药举例：二仙汤、四物汤加减。当归、赤芍、熟地、首乌、仙茅、淫羊藿、菟丝子、巴戟天、苍耳子、徐长卿等。

[体会] 银屑病在临床上是常见的多发病，但迄今尚乏满意治法。中医对本

病的辨证分型，各家意见不一，目前较多的是按血热、血燥二型论治，亦有增血瘀型者。因本病不论何因所致，其发病机制不外乎热壅血络或阴伤血燥两个方面。故我们治疗本病的治则，总以清热凉血、养血润燥为主，按证候、病期不同而有所侧重。常用药物：清热凉血者，有土茯苓、生槐花、生石膏、蒲公英、板蓝根、大青叶、忍冬藤、丹皮、黄柏等，用量为15～30克；养血润肤者，有当归、生地、鸡血藤、首乌、黄精、天冬、麦冬、大胡麻、丹参等，用量为9～15克。又因瘙痒之故，均须酌加祛风止痒之品，如麻黄、桂枝、防风、蝉衣、苦参、白鲜皮、蜂房、蜈蚣、全蝎、乌梢蛇、白花蛇等，用量为1.5～9克。对慢性漫润肥厚并局限性者，可加用活血软坚之品，如三棱、莪术、山甲、角刺等，用量为6～9克。对特殊型银屑病，则应当根据前述辨证不同，加以相应的治则和方药，根据上述治疗原则，我科配制了成品白疕合剂，在临床上治疗本病142例，总有效率为83.8%。

近年来，由于西药抗癌制剂对本病有效，故有许多报道从抗癌途径来探索中药草药对本病的治疗效果，如菝葜、白花蛇舌草、乌蔹莓、半枝莲、雷公藤等等；亦有从活血化瘀方面来摸索其治疗效果者，如狼毒、虎杖、六月雪、平地木、红花、丹参等，均有一定疗效，可供参考。根据南京地区皮肤科协作组报告，用菝葜治疗银屑病的效果不够理想，若与山豆根、丹参同用，则可提高疗效。

十五、剥脱性皮炎

对于剥脱性皮炎的辨证可分为以下三型：

（1）热毒蕴结征：发热、恶寒、头痛、周身不适，口渴，皮肤出现猩红热样、麻疹样皮疹，或局限性红斑，灼热瘙痒。苔薄黄，脉数。

[治法] 清热解毒。

方药举例：化斑解毒汤加减。生石膏、知母、玄参、连翘、紫草、升麻、黄芩、牛蒡子、大青叶、生草等。

（2）热毒夹湿证：高热，口渴多饮，烦躁不安。全身皮肤红赤肿胀、灼热，或有糜烂渗液，或有黄疸。小便短赤，舌红苔黄，脉滑数。

[治法] 泻火解毒燥湿。

方药举例：清瘟败毒饮加减。生石膏、知母、黄芩、山栀、生地、赤芍、银花、茵陈、猪苓、茯苓、大黄、生草等。

（3）热盛伤阴证：皮肤红肿渐退，渗出减少，表皮层层脱落。发热或轻或重，口渴，不思饮食，或口舌糜烂，饮食困难。舌绛无苔，脉细数。

[**治法**] 养阴清热。

方药举例：增液汤加味。鲜生地、玄参、麦冬、鲜石斛、知母、天花粉、生石膏、生草等。

[**体会**] 剥脱性皮炎是皮肤科中较为罕见的疾病，其预后较差，严重者可致死亡，故治疗应及时。中医中药治疗虽有一定疗效，但若早期配合皮质类固醇激素，则更可提高疗效，避免死亡。在治疗过程中，注意补充营养。护理工作亦是十分重要的一环，因为患者表皮易受损伤或感染，以致继发化脓性疾病，导致病情的复杂化。故亟须注意皮肤的清洁，尤须做好口腔、眼、耳的护理，衣被的清洁和预防褥疮。

十六、过敏性紫癜

对于过敏性紫癜的证候可分为：

（1）风热外袭证：相当于单纯性紫癜。患者常有上呼吸道链球菌感染的病史，低热、畏寒、头痛、骨楚、目干、咽红，皮疹多为鲜红色瘀点。苔薄黄，脉浮数。

[**治法**] 疏风清热，凉血止血。

方药举例：桑菊饮加减。桑叶、菊花、银花、连翘、荆芥炭、山栀、生地、赤芍、侧柏叶、大蓟、小蓟、藕节炭等。

（2）风湿入络证：相当于风湿性紫癜。发疹多形性，癣斑色红隆起，关节肿胀疼痛，肢体乏力，间或发烧，下肢浮肿。苔白腻，脉浮。

[**治法**] 祛风除湿，活血通络。

方药举例：独活寄生汤加减。独活、桑寄生、秦艽、防风、牛膝、防己、威灵仙、当归、赤芍、川芎、苡仁、海风藤等。

（3）脾胃湿热证：相当于腹性紫癜。除皮疹多形性或伴关节疼痛外，可有恶心呕吐，腹痛如绞，大便出血。苔黄腻，脉濡数。

[**治法**] 清脾利湿，凉血止血。

方药举例：清脾除湿饮加减。连皮苓、白术、黄芩、山栀、茵陈、生地、麦冬、泽泻、竹叶、地榆炭、生草等。

（4）肝肾阴虚证：相当于肾性紫癜。皮疹亦为多形性。证见虚热烦躁、面赤升火、耳鸣目涩、消瘦腰酸，舌红苔少，脉细数。

[**治法**] 养阴清热，凉血止血。

方药举例：六味地黄丸加减。生地、丹皮、玄参、麦冬、白茅根、大蓟、小蓟、茯苓、枸杞子、龟板、鳖甲、生草等。

[**体会**] 紫癜一症，原因众多，除过敏性紫癜外，尚有非过敏性反应所致者，如血小板减少性紫癜、症状性紫癜、老年性紫癜等等。中医对紫癜的辨证论治，须根据具体证情而有所不同。在临床上，紫癜症中尚有两种常见的证候，当予注意：

（1）热毒伤络证：多因药物或高热引起。火盛气逆，络脉损伤，血溢于脉外而致紫癜。证见发烧、口渴、便秘，或伴鼻衄、尿血、便血。舌红，苔黄，脉弦数。治当清热解毒，凉血止血。犀角地黄汤加减。犀角（水牛角代）、生地、赤芍、丹皮、山栀、紫草、大黄、大青叶、人中黄、银花、侧柏炭、大蓟、小蓟、仙鹤草等。

（2）气不摄血证：多为慢性长期发病后，气虚不能摄血者。证见面色苍白，头晕目眩、食欲不振、神疲乏力，紫癜分布稀疏色淡。舌胖质淡，脉细弱。治宜补气摄血，归脾汤加减。黄芪、党参、白术、熟地、当归、山药、茯苓、陈棕炭、血余炭、远志、枣仁、炙草等。

文献报告用单味药紫草根煎剂或提取物片剂以及外洗法，治疗过敏性紫癜均有良好疗效。

十七、血栓闭塞性脉管炎

本症按其发展过程和临床表现，可作以下分型论治：

（1）阳虚寒凝证：因寒凝血滞，经络瘀阻，阳气不能畅达，故患者面色暗淡无华、喜暖怕冷、患肢有抽搐痛、伴间歇性跛行。皮肤苍白或紫暗，触之清冷而干燥，肌肉萎缩，患肢趺阳脉（足背动脉）搏动减弱或消失。舌质淡，苔白腻，脉沉细而迟。

[**治法**] 温阳散寒，活血通络。

方药举例：顾步汤加减。牛膝、熟地、桂枝、附片、黄芪、党参、当归、鸡血藤、地龙、甘草等。

（2）血瘀气滞证：因病久后，血行不畅，络脉闭塞，故患者面色晦暗、患肢紫红、暗红或青紫，下垂时更著，抬高则呈苍白，皮枯肉萎毛落。足趾持续性疼痛，致病人抱膝而坐，不能入睡。舌红绛或紫黯，苔薄白，脉沉细而涩。

[治法] 活血祛瘀，行气止痛。

方药举例：膈下逐瘀汤加减。当归、牛膝、川芎、赤芍、山甲、红花、乌药、香附、枳壳、甘草等。

（3）热毒蕴结证：相当于晚期发生坏疽者。患肢红肿灼热，溃烂腐臭，筋骨暴露，疼痛剧烈，并伴高热、畏寒、口渴、纳减、小便黄赤、大便秘结。舌红苔黄厚，脉数。

[治法] 清热解毒，活血止痛。

方药举例：四妙勇安汤加味。牛膝、银花、紫地丁、蒲公英、黄柏、玄参、当归、丹参、地龙、生草等。

（4）气血两虚证：久病体虚，面容憔悴，萎黄消瘦，精神倦怠，心悸气短，畏冷自汗。坏死组织脱落后，创面久不愈合，肉芽黯红或淡红不鲜。舌淡，脉沉细而弱。

[治法] 补气养血。

方药举例：十全大补汤加减。黄芪、党参、白术、茯苓、当归、川芎、白芍、熟地、桂枝、炙草等。肾阳虚寒者，可加用巴戟天、锁阳、仙茅、肉苁蓉、鹿角霜等。

[体会] 近年来有较多报告，应用活血化瘀方药为主治疗本病有效。如中国医学科学院活血化瘀治则研究协作组以活血化瘀方药"通脉灵"为主，对阳虚寒湿型及气滞血瘀型的血栓闭塞性脉管炎进行治疗；阴虚毒热型以养阴清热解毒为主，佐以活血化瘀，共治200例，有效率达94%，显效率21.5%。北京市宣武区中医医院脉管炎治疗小组对本病的治疗，除按证型辨证论治外，每型都配用了活血化瘀药物，总有效率达95.65%。此外，有报告应用单味活血化瘀药，如毛冬青、白花紫丹参治疗本病，也取得显著疗效。我院脉管炎科通过多次实践总结，研制成"通塞脉1号"糖衣药片，经临床使用，治疗各期患者均有明显效果。该"通塞脉1号"与一般活血化瘀方药不同，是以补气益血、养阴清热解毒为主，内含当归、党参、黄芪、石斛、玄参、银花、生草、牛膝。此法对扩大"活血化瘀"治则的概念，提供了新的思路。

十八、酒渣鼻

酒渣鼻，根据其临床表现及其发展情况的不同，可分红斑期、丘疹期及鼻赘期，因之其辨证论治亦有所别。

（1）肺胃积热证：相当于红斑期。鼻部以毛细血管扩张及红斑为主，热饮或受热后更红。舌红苔黄，脉滑。

[**治法**] 清泄肺胃积热。

方药举例：枇杷清肺饮加减。枇杷叶、桑白皮、黄连、黄芩、山栀、生地、桔梗、菊花、白芷、生草等。

（2）热毒炽盛证：相当于丘疹期。除毛细血管扩张性红斑外，常散在丘疹及脓疱，大便干结。苔黄燥，脉数。

[**治法**] 清热解毒。

方药举例：黄连解毒汤加减。黄连、黄芩、黄柏、山栀、银花、紫地丁、玄参、知母、竹叶、生草等。

（3）血瘀凝结证：相当于鼻赘期。皮损浸润肥厚，暗红或紫红色，逐渐形成鼻赘。舌质暗红或有紫斑，脉弦。

[**治法**] 清热凉血，活血祛瘀。

方药举例：通窍活血汤或凉血四物汤加减。归尾、赤芍、桃仁、红花、川芎、五灵脂、蒲黄、生地、黄芩、大黄、陈皮等。

[**体会**] 酒渣鼻多发于中年人，以男性为多。可因长期嗜酒引起，亦有无饮酒习惯者。大部分患者，诉有消化不良，便秘等肠道功能障碍。辨证时，当分析以热为主，或以瘀为主。一般早期表现以血热为明显，而晚期则以血瘀为著，故治疗时亦应有所侧重。若与情志变动、月经不调等有关者，尚须结合病情，辅以养心安神、调摄冲任等治则，以增其效。此外，饮食宜清淡，忌辛辣烟酒之类，并保持大便通畅。

十九、斑秃

斑秃之症，多因脾胃虚弱，肝肾不足，阴血亏虚，情志所伤而致。祖国医学认为，毛发的营养源自于血，故云"发者血之余"，而脾胃为气血生化之源，故其功能之盛衰可影响毛发。此外，发的营养虽来源于血，但其生机则根源于肾，所谓肾主骨、生髓，"其华在发"。肾气充沛，肾精盈满，则发长色润；若肾气不足，肾精亏损，则发枯毛落。而精与血又是互生互依，精足则血旺，血旺则精盈。由此观之，毛发之生长与脱落、润泽与枯槁，与精、血及内脏之心脾、肝肾均有密切的联系。

[**治法**] 补益心脾，滋肾养肝，益气补血。

方药举例：神应养真丹、归脾丸、六味地黄丸、七宝美髯丹等加减。当归、熟地、白芍、川芎、首乌、枸杞子、菟丝子、旱莲草、黄芪、白术、茯苓、玄参、党参、丹参等等。若精神紧张、心悸不寐者，酌加代赭石、茯神、珍珠母、夜交藤、合欢皮、远志、枣仁、龙齿等宁心安神之品。

[体会] 清代王清任认为，病后脱发是"皮里肉外血瘀阻塞血路，新血不能养发，故发脱落"。又云"无病脱发，亦是血瘀"。故主张活血祛瘀为治，创制通窍活血汤。因此，临床上若遇斑秃日久不长或全秃，伴血瘀症状，用各种方法治疗不效者，可试以活血祛瘀生新之法，通窍活血汤加减。药用当归、丹参、桃仁、红花、赤芍、川芎、干姜、炙甘草、红枣等。

二十、黄褐斑

黄褐斑的证候可分为：

（1）肝郁血瘀证：多见于更年期、肝脏病或有生殖系统疾患的妇女。证见性情急躁、胸胁胀痛，有痛经或经期错乱史，经血常带紫块。舌有紫气，脉弦。

[治法] 疏肝理气，活血化瘀。

方药举例：逍遥丸加减。柴胡、当归、赤芍、白术、茯苓、青皮、陈皮、丹参、红花、制香附、甘草等。

（2）脾虚血瘀证：面色苍白或萎黄，心慌气短，神疲纳呆，脘腹胀闷，经来延迟，经血稀淡。舌质淡，脉濡细。

[治法] 健脾益气，活血化瘀。

方药举例：人参健脾丸加减。炙黄芪、党参、白术、茯苓、当归、川芎、赤芍、桃仁、红花、甘草等。

（3）肾虚血瘀证：面色㿠白，形冷畏寒，疲乏无力，腰脊酸痛，尿频而清。舌淡苔白，脉沉细。

[治法] 温补肾阳，活血化瘀。

方药举例：金匮肾气丸加减。附子、桂枝、熟地、山萸肉、淫羊藿、菟丝子、当归、丹参、红花、甘草等。

[体会] 中医所云的"黧黑斑"，除黄褐斑外，实际上还可能包括黑变病、皮肤异色症、慢性肾上腺皮质功能减退症等皮肤色素增生性疾病，故临床上均可按黄褐斑辨证论治。若汤剂使用不便，可长期选用六味地黄丸、杞菊地黄丸、逍遥丸、健脾丸、二至丸、肾气丸及化瘀丸等内服。

二十一、天疱疮

天疱疮的辨证可分为：

（1）心脾湿热证：相当于寻常型和增殖型天疱疮。皮损表现以大疱为主，有糜烂、渗液及黏膜损害，可有发热、口苦舌破、胃呆纳滞、全身乏力、小便短赤、大便干结等证。舌苔黄腻，脉濡数。

[治法] 清热利湿。

方药举例：清脾除湿饮合导赤散加减。连皮苓、苍术、白术、茵陈、黄芩、生地、山栀、连翘、枳壳、木通、泽泻、竹叶、生草等。若病情转入慢性，则以健脾除湿法治之，除湿胃苓汤化裁。

（2）阴伤津耗证：多见于落叶型天疱疮和红斑型天疱疮。皮损以鳞屑、结痂为主。口干咽燥，大便秘结。舌红苔光剥，脉细涩。

[治法] 养阴润燥。

方药举例：滋燥养营汤加减。当归、生地、热地、白芍、玄参、麦冬、玉竹、黄芩、银花、生草等。

[体会] 天疱疮，特别是寻常型天疱疮，病情较为严重。故在急性发作期间，最好采用中西医结合治疗，或先以皮质类固醇激素控制病情，然后配合中药调理。类天疱疮，是一种预后较良好的慢性大疱性皮肤病，其皮损亦以大疱为主，故其辨证论治可按天疱疮。天疱疮与脓疱疮并非一病，临床上应加注意，因其预后及治则均各不同。天疱疮在病情严重期间，全身大疱破溃、糜烂、渗液，必须注意护理，保持创面清洁，以防继发感染而引起败血症和肺炎等。

二十二、红斑狼疮

红斑狼疮的辨证论治，因其病势的急慢、病情的轻重及内脏受累的程度不等而不同：

（1）气滞血瘀证：相当于慢性盘状红斑狼疮，颜面部呈盘状蝶形斑块。一般无全身症状，或伴胸胁胀痛、脘腹闷胀、头晕纳减、月经过多或痛经等证。舌可有紫气，苔薄，脉弦。

[治法] 舒肝理气，活血化瘀。

方药举例：柴胡疏肝汤合通窍活血加减。柴胡、赤芍、白芍、川芎、枳壳、陈皮、桃仁、红花、川楝子、广郁金、当归等。

（2）毒热炽盛证：相当于系统性红斑狼疮的急性发病期。证见高热、关节疼痛、肌肉酸痛、烦热不眠、精神恍惚；重者，甚或神昏、谵语、抽搐。皮损为水肿性红斑，灼热潮红，亦可出现瘀斑、紫癜、鼻衄、吐血、便血等出血症状。因热盛灼津，故口渴饮冷，溲赤便结。舌红或绛，苔黄或光剥，脉弦数或洪大。

[治法] 清热解毒，凉血养阴。

方药举例：犀角地黄汤、化斑汤加减。犀角（水牛角代）、鲜生地、丹皮、生石膏、赤芍、知母、玄参、银花、鲜茅根、芦根、生草等。壮热不退者，可酌加黄连、山栀、黄柏、大黄或羚羊角粉（吞服），神昏谵语者，加用安宫牛黄丸、紫雪丹等。

（3）阴虚内热证：此型患者，因高热后热毒耗伤阴血，以致长期持续低烧，面颧潮红，手足心烫，心烦无力，腰膝酸软，足跟疼痛，盗汗落发，口干咽燥。红斑色淡或暗红，舌红苔净，脉细数。

[治法] 滋肾养阴，凉血清热。

方药举例：知柏地黄丸加减。生地、知母、黄柏、茯苓、丹皮、泽泻、青蒿、地骨皮、龟板、鳖甲等。亦可长期服用二至丸。

（4）肾阳亏损证：多见于系统性红斑狼疮侵犯肾脏者。因肾阳式微、水湿泛滥，故证见面色㿠白，畏寒浮肿，肢冷乏力，腰痛腹胀，大便溏薄，小便清长，舌淡体胖，脉沉细而弱，尿及肾功能检查多有异常改变。

[治法] 温肾壮阳。

方药举例：济生肾气丸合二仙汤加减。附子、黄芪、党参、茯苓、白术、菟丝子、牛膝、桑寄生、川断、淫羊藿、巴戟天、仙茅、当归等。

（5）热毒扰心证：相当于有心脏病变者。因热毒扰心、耗气伤阴，故证见心悸心慌，气短胸闷，自汗不眠，心神不安，面色苍白，四肢逆冷，舌淡苔薄白，脉细弱无力或见结代。

[治法] 益气、养心、安神。

方药举例：养心汤加减。人参、南北沙参、炙黄芪、当归、生地、丹参、茯神、酸枣仁、五味子、远志、珍珠母、炙草等。

（6）邪热伤肝证：多为合并肝脏损害者。因邪热内结、肝阴耗伤，故证见头晕失眠，食欲减退，两胁作痛，胸膈痞满，脘腹胀闷，闭经痛经，皮疹以瘀斑、紫斑为主，舌有瘀斑，脉弦数。

[治法] 滋阴柔肝，活血理气。

当代中医皮肤科临床家丛书

管
汾

方药举例：一贯煎加减。当归、生地、沙参、麦冬、首乌、枸杞子、赤芍、白芍、玉竹、丹参、红花、延胡索、鳖甲、石斛等。若因肝病及脾，致肝脾不和而有恶心呕吐、大便溏薄等证者，可加用党参、白术、茯苓、山楂、神曲、陈皮等。

[体会] 系统性红斑狼疮，特别是病久累及内脏者，须按脏腑辨证，分型论治，至为重要。故除上述分证论治外，尚须随证加减，如皮损潮红明显者，可加凌霄花、鸡冠花、玫瑰花；关节疼痛者，加秦艽、独活、透骨草、乌蛇；咳嗽多痰者，加桔梗、杏仁、沙参、款冬花、紫菀、百部、半夏、瓜蒌皮；纳呆，加鸡内金、谷芽、麦芽、神曲、砂仁；盗汗，加浮小麦、糯稻根、碧桃干；浮肿，加茯苓、白术、苡仁、泽泻；头晕，加茺蔚子、钩藤、菊花；心慌，加紫石英、石莲子；胸闷气郁者，加川朴、苏梗；皮肤瘀斑者，加仙鹤草、藕节炭、茜草根、侧柏炭；口舌溃疡者，加川连、木通等等。

在系统性红斑狼疮急性发病期，患者病情重笃、症状明显时，应配合皮质类固醇激素或免疫抑制剂等进行中西医结合治疗，以进一步提高疗效，较之单用西药或中药为佳。待急性期过后，全身症状已被控制，以及慢性盘状红斑狼疮患者，可以丸药调理，提高机体抵抗力。如二至丸、六味地黄丸、杞菊地黄丸、知柏地黄丸、金匮肾气丸、大补阴丸等，长期服用。有报道，将中药青蒿制成蜜丸及青蒿素（无色针状结晶）治疗盘状红斑狼疮有效。此外，在同一患者身上，系统性红斑狼疮和类风湿关节炎的临床表现互相重叠，或系统性红斑狼疮与皮肌炎、与血栓性血小板减少性紫癜，与进行性全身性硬化病等症状重叠的患者，称重叠综合征。以上这些患者，由于其症状多样化，病情不同，论治当随证加减。

二十三、硬皮病

硬皮病的证候主要有：

（1）气血凝滞证：多为无全身症状之硬皮病。一般证见皮肤硬化似皮革样，或伴肢端动脉痉挛现象。

[治法] 活血化瘀，通络理气。

方药举例：血府逐瘀汤加减。当归、丹参、赤芍、桃仁、红花、鸡血藤、牛膝、枳壳、桑枝、山甲、川芎、生草等。

（2）肾阳虚损证：相当于系统性硬皮病。除皮肤硬化外，并有面色㿠白，形寒肢冷，耳鸣腰酸，自汗不止，阳痿早泄，小便清长，大便溏薄。舌胖苔白，脉沉细。

[**治法**] 温肾壮阳。

方药举例：二仙汤合右归饮加减。仙茅、仙灵脾、桂枝、巴戟天、当归、熟地、附片、菟丝子、杜仲、炙草等。心悸健忘者，加枣仁、远志、茯神；脘闷纳呆、腹胀泄泻者，加白术、山药、茯苓、谷麦芽；咳嗽气喘者，加沙参、麦冬、紫菀、杏仁、桔梗；关节酸痛者，加威灵仙、豨莶草、伸筋草、独活；头昏眼花、盗汗者，加龟板、鳖甲、青蒿、银柴胡。病情缓解后，可长服肾气丸、右归丸、全鹿丸、十全大补丸、软皮丸等。

[**体会**] 硬皮病的治疗颇为棘手，我们在临床上应用上述辨证论治，长期治疗后病情虽可缓解，但痊愈者寥寥无几。故有条件者，当中西医结合同治，并配合理疗，以增其效。上海、天津等地报道，多以活血化瘀法加减治疗本病。袁氏用下方治疗局限性硬皮病有效，可供一试：煅牡蛎30克，醋鳖甲15克，昆布15克，海藻15克，钩藤30克，丹参15克，木瓜9克，丝瓜络9克，延胡索9克。隔2~3日一剂，连服6~10剂。

二十四、复发性口疮

复发性口疮的证候可分为：

（1）心脾火盛证：溃疡周围黏膜红赤、灼热，疼痛明显，满口烂斑，甚者腮舌俱肿。口干，舌尖红，脉数。

[**治法**] 清心泻火。

方药举例：凉膈散加减。生石膏、黄芩、连翘、山栀、薄荷、竹叶、木通、麦冬、大黄、甘草等。

（2）虚火上炎证：溃疡周围黏膜淡红，疼痛轻微，满口白斑微点，甚者陷露龟纹，常反复发作，伴心悸、失眠等证。舌光少苔，脉细数。

[**治法**] 滋阴降火。

方药举例：知柏地黄丸加减。生地、山萸肉、丹皮、知母、黄柏、女贞子、玄参、当归、白芍等。失眠，加五味子、酸枣仁；病久不愈者，加肉桂。

[**体会**]《外科正宗》称本症为"大人口破"，并云："此证名曰口疮，有虚火实火之分"，故本病虽起因为火热之邪，但在治疗时当辨虚火抑或实火，以定治则。大凡病起早期偏实者多，此属实火，治疗重在泻火；病久或复发致虚者，则多为阴虚火旺，重在滋阴，二者有所不同。

第四章　特色疗法

　　管汾主任在江苏省中医院、江苏省中医药研究所创建皮肤科后，花费大量的心血去收集和挖掘各类皮肤科有效的方药，充实到平时的诊疗中，他总结开发的许多中药成方一直沿用到今天，如治疗过敏性疾病的消风冲剂，治疗皮炎湿疹的除湿合剂、皮炎洗剂、止痒洗剂、黄芩膏、加味黄芩膏、大枫子酊、止痒酊、皮炎灵等，治疗银屑病的白疕合剂、双藤合剂，治疗脱发的养生丸、祛风换肌丸、首乌合剂、生发酊，治疗脂溢性皮炎的海艾散，治疗白癜风的白驳丸、白癜丸、白斑酊，治疗手足癣、甲癣的藿黄浸剂、土槿皮酊，治疗一些感染性皮肤病的青敷膏等等，成为医院的特色制剂，后来科室许多人对这些药作了临床应用总结。

　　他积极也开展了一些皮肤病的特色治疗方法。主要有以下方面。

一、体针疗法

　　体针疗法是用毫针通过刺激身体一定的穴位，从而发挥相应经脉的作用，调节人体脏腑、气血功能，激发机体的抗病能力，以达治疗疾病目的的一种疗法。

　　（1）常用穴位：针刺穴位有三类，即局部取穴、循经取穴及全身取穴。皮肤病常用穴位有合谷、曲池、血海、风市、肺俞、肾俞、足三里、三阴交、长强及阿是穴等。

　　（2）主要适应证：湿疹、荨麻疹、神经性皮炎、皮肤瘙痒症、带状疱疹、玫瑰糠疹、银屑病、颜面偏侧萎缩等。

二、耳针疗法

　　耳针疗法是针刺耳廓上一定部位以起治疗作用的一种方法。通过针刺耳穴，可有调节皮层兴奋和抑制，舒缩血管及抗过敏等作用，以达治疗目的。

　　（1）常用耳穴：皮肤病常用的穴位，有肺、神门、内分泌、肾上腺、皮质下等等。

　　（2）主要适应证：皮肤瘙痒症、荨麻疹、神经性皮炎、湿疹、带状疱疹、扁平疣、斑秃、银屑病等。

（3）注意事项：

①针刺时要严格消毒。

②耳廓有化脓感染或创伤的部位，应避免针刺。

③妊娠期应慎用耳针，尤以不采用子宫、卵巢、内分泌、腹部等穴为要。

④慢性皮肤病，可应用特制皮内针，菜籽或中药王不留行作皮内埋针或压迫法，以起持续刺激作用。

三、梅花针疗法

梅花针疗法是用梅花针或七星针，在患部或穴位上叩打的一种针刺方法。它具有畅通局部气血，促进炎症消退，以及止痒、长发等作用。

1. 方法

（1）叩打部位：可直接叩打皮损表面，如斑秃的脱发部位，或根据经络学说的理论和辨证论治的原则，按病证所属的脏腑经络取穴或用拇指由尾骶部向上沿脊柱及其两侧推挤皮肤，寻找皮下结节或束状硬块，然后在这些部位进行叩打。

（2）具体操作，术者右手持针柄，食指压于柄上，用腕关节的灵活弹力（肘、臂不动）提起来回叩打，使局部有轻微点状出血为度。每日或隔日一次，10～15次为一疗程，疗程间休息5～10天。也可在叩打后封贴伤湿止痛膏或胶布，5日一次。

2. 主要适应证

局限型神经性皮炎、慢性湿疹、斑秃、白癜风等。

四、头针疗法

头针疗法是根据大脑皮层功能定位的理论，运用祖国医学针刺治病的方法，在头皮上划分出皮层功能相应的刺激区，然后在这些刺激区进行针刺，以达治疗目的的一种针刺疗法。

1. 方法

（1）针刺区域：有运动区、感觉区、舞蹈震颤控制区、血管舒缩区、晕听区、言语二区、言语三区、运用区、足运感区、视区、平衡区、胃区、胸腔区、生殖区十四个区域，其中皮肤病常用的为感觉区。

（2）具体操作：根据病种，选好针刺区域，分开头发，头皮常规消毒，沿皮肤快速进针皮下。然后加快捻转频率，但要求固定深度，不能提插，每分钟捻转200次以上，待发生热、麻、胀、出汗等针刺反应后，再持续捻转3～5分钟，留针5～10分钟。如此行针2次，留针2次，即可起针。若针眼出血，以棉球紧压1～2分钟。每天针刺1次或隔日1次，一般10～15次为一疗程，疗程间隔为1周左右。

2. 主要适应证

皮肤瘙痒症、荨麻疹、神经性皮炎、带状疱疹等。

3. 注意事项

（1）操作时注意严格消毒，针前患者头皮最好洗净。

（2）进针后留针体1厘米长在皮外，以防断针。拔针后用棉花球轻压针孔，以防出血。

五、艾灸疗法

艾灸疗法是用艾绒制成的艾炷或艾条，燃灼或熏烤体表穴位或患部，使局部产生温热或轻度灼痛的刺激，以调整人体生理功能，提高机体抗病力，从而产生治疗作用的一种方法。

1. 方法

（1）艾炷灸：将艾炷置于应灸穴位上，以火点燃尖端，待病员呼烫时，移去燃烧的艾炷，更换新炷。每穴一般可灸3～7壮。也可在艾炷与皮肤之间垫置生姜片、蒜片或食盐等物。

（2）艾条灸：将艾条一端点燃，置于离穴位约3～5厘米处，使患者有温热或灼热感，但不致烫伤。皮肤病可先在皮损表面涂上药膏后再灸。

（3）温针灸：在留针时，用艾绒裹在针柄上燃烧，使热力通过针身而达于穴位深部。

2. 主要适应证

鸡眼、寻常疣、神经性皮炎、慢性湿疹等。

3. 注意事项

（1）施灸时，防止烧伤病人皮肤或烧毁衣物。

（2）过饥、过饱及发热病人，均不宜灸治。

六、拖灸疗法

这是一种能治多种皮肤病的疗法，将艾叶 120 克、山胡椒叶 60 克二味，焙（或晒）干研末，用米汤调成糊状。另用草纸及皮纸分别裁成长 22 厘米、宽 7 厘米的小条。将二纸（每样一张）重叠放于桌上（草纸摆在皮纸的上面，比皮纸靠后 1.5 厘米），再用金属压舌板挑药糊于草纸上靠内的一边，摊平，长 20 厘米，宽 3 厘米，厚 0.2 厘米。然后将纸卷起（药包在纸内）搓紧，用浆糊粘封纸边，晒干即成艾卷。

用时点燃艾卷一端，将燃着点轻轻在患处（溃疡则在创口周围）皮肤上顺着体位一次一次的向下拖。拖的时候不能让药条先接触皮肤而后拖，只能边拖边接触皮肤，这样便不灼痛。拖的速度以患处皮肤有温热感为度。每处一次拖灸 5～10 分钟，每日 1～3 次。

本法的适应范围较广，对多种皮肤病，如痒疮、痈疖，皮炎、溃烂，以及皮肤麻木、肌肉流脓等均有一定的疗效。

七、拔罐疗法

拔罐疗法设备简单，操作方便。其机制为借燃烧或温热的作用减少罐中空气，造成负压，吸附人体，使局部出现郁血现象，藉以调整人体脏腑、经络、气血功能，以达治疗目的。

1. 方法

（1）拔罐部位：循经取穴（按皮损部位的经络取穴）或阿是穴（包括皮损附近部位）。

（2）具体操作：有投火法、闪火法、滴酒法及贴棉法。常用的为闪火法，用长镊子夹住燃烧的酒精棉球或纸条，伸入罐内燃烧一圈，随即将棉球或纸片抽出，迅速将罐罩在选定部位，此法较为简便安全。

（3）留罐时间：根据病情、部位、罐的大小决定。一般大罐为 10 分钟，小罐为 10～15 分钟。慢性病可每日或隔日拔一次，每日更换部位，10～20 天为一疗程。

2. 主要适应证

荨麻疹、皮肤瘙痒症、神经性皮炎、疖痈等。

3. 注意事项

（1）拔罐部位，以肌肉丰满，皮下组织松弛及毛发稀少部位为宜。

（2）点火时勿使罐口过热或有酒精流于罐口，以免烫伤皮肤。

（3）皮肤有严重过敏反应，水肿、心脏部位及妇女妊娠期下腹部、乳头部均不宜拔罐。

八、穴位注射疗法

穴位注射疗法，是一种将药液注入穴位内，以达治疗目的的方法。此法既具有针刺穴位的作用，又有药物本身作用，二者协同以增强疗效。

1. 方法

（1）穴位选择：皮肤病根据发病部位，可选择合谷、膻中、曲池、外关、血海、足三里、大肠俞、长强、解溪等穴位。

（2）常用药物：普鲁卡因、维生素 B 族、抗组织胺制剂、注射用水、中草药注射液等。

（3）具体操作：根据病情选择好药物和穴位，用一般注射器配细长针头，将药液吸入（药物用量一般为常用剂量 1/10 ~ 1/2）。皮肤常规消毒后，对准穴位快速刺入皮下，再缓慢进针达适当深度，用小幅度提插，不捻转，使针刺局部有明显针感后，再回抽一下视有无回血，无血时将药液徐缓注入。可每日或隔日一次，5 ~ 10 次为一疗程，疗程间休息 5 ~ 7 天。

2. 主要适应证

荨麻疹、皮肤瘙痒症、湿疹、带状疱疹、神经性皮炎、银屑病等。

3. 注意事项

（1）严格无菌操作。

（2）使用致敏药物如青霉素、普鲁卡因等时，宜先做皮肤试验，以防过敏反应。

（3）穴位宜轮换使用。

九、穴位埋线疗法

穴位埋线疗法是以医用羊肠线埋植在有关的经络穴位中，达到持续刺激以调动机体内在积极因素来治疗疾病的一种方法。

1. 方法

（1）穴位选择：膻中、肺俞、大肠俞、足三里、阿是穴等。

（2）具体操作：选定穴位，常规消毒，将消毒过或药液浸泡过的羊肠线，按所需长度剪取一段，放置在穿刺针管内的前端，后接针芯。用左手拇、食指绷紧或捏起进针部位皮肤，右手执针快速穿过皮肤，将针送到所需深度，待出现针感反应后，边推针芯、边退针管，把羊肠线留植在穴位内，针孔处涂以碘酒，盖上消毒纱布，胶布固定。也可用直的或弯的三角缝针穿入消毒或药浸的羊肠线，在距穴位约1厘米处进针，穿过皮下组织，至穴位另一端约1厘米处小针，剪去露在皮肤外两端的线头，提起皮肤使线头完全埋在皮下，针孔处涂以碘酒，盖上消毒纱布，胶布固定。

2. 主要适应证

慢性荨麻疹、泛发型神经性皮炎、慢性湿疹、斑秃、银屑病、红斑狼疮等。

3. 注意事项

（1）操作要轻，避免折针。操作中注意消毒，手术后4～5天内，局部不要沾水，以防感染。

（2）埋线深度，以皮下组织与肌肉之间为适宜，肌肉丰满的穴位可以深入肌肉深层。羊肠线头不能暴露在皮肤外面，以防感染。

（3）埋线次数，一般为2～3次，也可视需要而更多。但症状控制后还须继续数次，以巩固疗效。埋线每次1～3穴，两次埋线间隔时间一般为20～30天。

（4）肺结核活动期、严重心脏病、妊娠期，一般不宜用埋线疗法。

十、割治疗法

割治疗法是在人体一定部位或穴位，切开皮肤，割除少量皮下脂肪组织，并在切口局部进行一定机械刺激，藉以调动人体抗病能力的一种治疗方法。

1. 方法

（1）割治部位：皮肤病常用膻中穴。

（2）具体操作：穴位部常规消毒。局麻后，以左手拇指紧压膻中穴位下方，右手用手术刀纵行切开皮肤，约0.5～1.5厘米左右。用血管钳分离切口，暴露皮下脂肪组织，剪去少许脂肪。再将血管钳伸入切口，在骨膜上来回摩擦，使病人有强烈酸、胀、麻等感觉。刺激完毕后，切口不用缝合，以胶布交叉封合，盖上消毒纱布。一般割治 1～3 次，两次割治间隔时间为 7 天。

2. 主要适应证

慢性荨麻疹、皮肤瘙痒症、神经性皮炎、银屑病等。

3. 注意事项

（1）注意消毒，术后一周内割治部位，不要接触水湿，以防感染。

（2）术中及术后应密切观察病人情况。若术中诉头晕、恶心等反应，应立即停止操作，让病人平卧休息。大多数病人在术后可能会发生周身不适、关节酸痛、食欲减退等，一般几天后会自行消失，不需处理。术后休息，避免重体力劳动。

（3）有严重心脏病或出血倾向者，以及割治部位有化脓性感染或皮肤溃疡者，不宜施行本法。

十一、划耳疗法

划耳疗法是割划耳部皮肤加以放血的一种治疗方法，其作用机制与耳针相同。

1. 方法

常用的有两种：

（1）术者以左手中指抵住耳廓背后，用食指、拇指提起耳尖部，常规消毒后，用消毒手术刀片在双侧对耳轮下脚部，划破皮肤约 2～3 毫米长，放血数滴，盖以消毒棉球，胶布固定。每周划耳一次，5～10 次为一疗程。

（2）术者以左手中指抵住耳廓内侧，用食指、拇指固定耳尖部，在耳背部寻找静脉。常规消毒后，用手术刀片与静脉呈垂直方向切开皮肤，挤血数滴，然后用棉球蘸石碱粉末或胡椒末紧压于切口上，胶布固定。每日或隔日一次，可单侧或双侧划耳，5～10 次为一疗程。

2. 主要适应证

银屑病、脂溢性脱发、神经性皮炎、斑秃、白癜风等。

3. 注意事项

（1）严格无菌操作，以免切口感染。

（2）体质虚弱、贫血或有出血倾向者，不宜使用。

十二、挑治疗法

挑治疗法，是在病人一定部位的皮肤上，用粗针挑断皮下白色纤维样物，以治疗疾病的一种方法。其机制尚不清楚，可能有调正气血，疏通经络，改善脏腑等功用。

1. 方法

（1）挑治部位：

①选点挑治，在上起第七颈椎棘突平面，下至第五腰椎，二侧至腋后线的范围内寻找疾病反应点。反应点为针头大小，圆形、略带光泽的丘疹，呈灰白、棕褐或淡红色不等，压之不褪色。反应点可有 1～2 个，每次只挑 1 个。

②穴位挑治，根据病情需要，选取与各种疾病有关的穴位进行挑治。

③区域挑治，靠近皮损部位的区域进行挑治。

（2）具体操作：病人手扶靠背椅架，向后反坐，暴露背部皮肤。常规消毒后，用三棱针将挑治部位表皮纵行挑破 0.2～0.3 厘米，然后向表皮下伸入，挑出白色纤维样物，并将其挑断，挑尽后用碘酒局部消毒，贴以胶布即可。2～3 周再行挑治，部位可以另选。

2. 主要适应证

化脓性皮肤病如毛囊炎、疖、痈、痤疮、湿疹、瘰疬性皮肤结核、肛门瘙痒症等。

3. 注意事项

（1）手术注意无菌操作，术后注意局部清洁，防止感染。

（2）针尖应在原口出入，切忌在针口下乱刺。

（3）挑治后不宜立即体力劳动，并少吃刺激性食物。

（4）孕妇、严重心脏病和身体过度虚弱者，本法应慎用。

十三、烟熏疗法

烟熏疗法是将中药点燃后，利用其放出的烟气熏治局部皮损的一种方法。此法可起除湿祛风、杀虫止痒的作用。

1. 方法

（1）药物：苍术、黄柏、苦参、防风各 9 克，大风子、白鲜皮各 30 克，松香、鹤虱草各 12 克，五倍子 15 克。

（2）具体操作：将上药共研粗末，放在较厚草纸内制成纸卷，或将药末置于特制熏炉内。点燃纸卷或药物，利用其放出的烟雾直接熏治皮肤损害，每日 1～2 次，每次 15～30 分钟，温度以病人能耐受为宜。

2. 主要适应证

神经性皮炎、慢性湿疹、皮肤淀粉样变、皮肤瘙痒症等。

3. 注意事项

（1）熏治时应取浓烟，但温度不宜过高，以免灼伤皮肤。

（2）药烟对呼吸道黏膜、眼结膜有一定刺激，个别人可以引起轻微头痛、咳嗽等反应，所以熏烟室内要注意通气，或采用戴眼罩、口罩等防护措施。

（3）严重高血压、孕妇、体质较弱患者，以及急性炎症性皮损，一般禁用。

十四、热烘疗法

热烘疗法是利用电吹风热烘，治疗皮肤病的一种方法，其作用是利用热力使药力深达皮损内部。

1. 方法

先在病变表面薄涂一层消炎止痒软膏，如煤焦油（或松溜油、黑豆溜油、糠溜油）软膏、加味黄连膏等，然后以电吹风器对准病变部吹烘热风，每日 1～2 次，每次 10～20 分钟，15～20 天为一疗程。

2. 主要适应证

神经性皮炎、慢性湿疹、皮肤淀粉样变等。

3. 注意事项

（1）吹烘器与病变距离，应以病人感觉舒适为宜，温度不宜过高。

（2）注意防止电器走火或病人触电等意外事故。

十五、磁穴疗法

磁穴疗法，或称磁场疗法、经络磁场疗法、经穴敷磁疗法，名称不一，简称"磁疗"。本疗法是利用磁场作用于人体的经络穴位或疾病部位，以达到治疗疾病的一种新的治疗方法。其作用机制可能有增强血液循环，促进细胞新生，镇静止痛，以及消炎消肿等作用。

1. 方法

（1）材料种类："磁疗"所用的材料有磁片和器械两类。磁片是用钡铁氧体、锶铁氧体，铈钴永磁、钐钴永磁等磁性材料制成的磁片。其大小直径有4、6、8、10、12毫米或更大，视疾病损害范围而选用。磁疗器械大多各地自制，因此大小、形状、种类很多，常用的器械大致有两种：①旋转式磁疗机；将两片磁柱（磁片的一种）镶嵌在塑料或有机玻璃的机头上，两片磁柱排列的方向可装成同名极或异名极二种，然后用微型马达带动机头旋转，其转速每分钟3000转以上。②振动式磁疗机：是在电按摩器的橡皮接头上镶嵌2~3块磁柱制成。

（2）具体操作，常用的方法有四种：①静磁疗法：即将磁片直接贴敷固定在皮损局部，或根据诊断选择经络穴位（体穴或耳穴），连续敷贴。一般来说，贴片三天，休息三天为一疗程，共约4~6个疗程。②动磁疗法：即将前述的旋转机的机头对准皮损局部或经络穴位照射。每天一次，每次15~30分钟，7~10天为一疗程。③动磁加静磁疗法：即每次治疗，先用动磁机治疗，后加用静磁疗法。④磁按疗法：即将振动式磁疗机在皮损表面或穴位上来回按摩。每日一次，每次约15~30分钟，7~10天为一疗程。

2. 主要适应证

神经性皮炎、慢性湿疹、带状疱疹、斑秃、结节性红斑、硬皮病、疤痕疙瘩、慢性溃疡、丹毒、毛囊炎等。

3. 注意事项

（1）先明确诊断，而后选定适当穴位或部位进行治疗，一般磁场尽量靠近病变部位。有的病以穴位为主，有的病以部位为主，有的二者并用。

（2）振动式磁疗机和同名极旋转磁疗机的止疼效果较好，异名极旋转磁疗机的止痒效果较好；动磁场治疗效果较快，静磁场治疗效果比较巩固。所以根据疾病和病情不同，治疗方法和器械应加选择。

（3）磁片强度一般在开始时宜小（800高斯左右），以后逐渐增加强度，可达2000~3000高斯左右。

（4）在磁疗过程中，可能会出现心慌、恶心、呕吐、头昏、无力等不适。但暂停治疗后，很快消失，故不影响继续治疗。

第五章 临床验案

管汾主任从事中西医皮肤科近 60 年，有许多值得我们学习的好经验，但许多资料已经遗失，这里仅收集了部分比较经典的管老早年对部分皮肤病的临床验案，供读者学习参考。

一、单纯疱疹

吕某，女，28 岁。患者右颊部反复发生水疱，痒；已有一周。初起仅觉皮肤轻度瘙痒，后生红斑及水疱，水疱破后结痂，但周围又起新疱。自觉口干、内热重、伴咳嗽、鼻塞，不发烧。检查见右颊近颧突部有一约一分钱硬币大小之红斑性损害，其上密集粟粒大水疱和痂皮。左口角部有 3 ~ 4 个小水疱，集簇成堆。诊断为单纯疱疹。系阳明风热使然，故拟疏风清热。予黄连上清丸，每次 5 克内服，每日 2 次。另以黄灵丹油调外敷。服药五天复诊，疱疹大部干涸或结痂脱落，底面干燥脱屑，再以黄连膏外搽滋润之。

《诸病源候论》云："脾与胃合。足阳明之经，胃之脉也，其经起于鼻，环于唇，其支脉入络于脾，脾胃有热气发于唇，则唇生疮。"故发于上者，当以清肺胃风热为主，如辛夷清肺饮加减，辛夷、黄芩、山栀、枇杷叶、玄参、煅石膏、知母、菊花、桑叶、连翘、生地等。发于下者，可予龙胆泻肝丸、三妙丸等投之，反复发作者可用板蓝根、马齿苋各 30 克，紫草、苡仁各 9 克，煎水内服。

二、带状疱疹

病案一：庄某，男，76 岁。患者右侧胸部起红斑、水疱已有 1 周，损害并向背部伸延，疼痛剧烈，以致影响进食、睡眠。皮肤检查见右侧前胸及背部有多处大小不等的红斑，界清，其上密集多数粟粒至绿豆大透明水疱，分布如带状。舌红苔腻。

辨证：肝经湿火。

治法：清火利湿。

69

方药：龙胆泻肝汤加减。

柴胡 6 克、龙胆草 6 克、黄芩 9 克、生地 9 克、茵陈 12 克、苡仁 15 克、车前子 9 克、木通 3 克、川芎 9 克、郁金 9 克、生草 3 克。局部以黄灵丹麻油调敷。

二诊：前诊服药三剂，水疱干涸、枯瘪，但仍痛，舌苔未变。原方加延胡索 9 克。

三诊：服药五剂，时损害已全部结痂或消退，但疼痛仍未见减轻，故改以疏肝理气、活血通络治之。柴胡 6 克、郁金 6 克、延胡索 9 克、赤芍 9 克、白芍 9 克、鸡血藤 30 克、青木香 6 克、制香附 9 克、代赭石 30 克、生牡蛎 30 克。

病案二：姚某，男，64 岁。患者三个月前右额部患带状疱疹，在某院诊治，经注射维 B_{12}、维生素 C，外用锌氧油治疗后痊愈，但疼痛仍遗留不止。现感右额部皮肤灼痛，并牵延全头部作痛，痛剧时似触电样，以致夜不能寐，食而无味，性情躁急。检查见右额皮肤有呈带状分布的色素减退之斑点及疤痕。

辨证：气血瘀滞。

治法：活血平肝，理气止痛。

方药：逍遥散加减。

当归 10 克、川芎 6 克、桃仁 10 克、红花 10 克、白芍 10 克、延胡索 10 克、川楝子 10 克、珍珠母 30 克、灵磁石 30 克、制香附 10 克、陈皮 6 克。并配合耳针的肝胆、皮质下及神门穴，局部加用磁疗，疼痛全消。

带状疱疹在临床上是比较常见的。本病的致病因素不外乎湿与热。脏腑则不离肝胆及脾，其病机总属湿热搏结，阻遏经络，气血不通。故辨证虽有侧重不同，但论治时还当全面考虑，综合治疗。在心肝风火或脾湿内蕴证时，有疼痛者宜添加活血通络、理气止痛之品，如延胡、郁金、乳香、没药之类，而在气滞血瘀证，红斑水疱尚未全退时，亦当考虑酌用清热利湿之药。

目前带状疱疹后遗神经痛仍然是临床的一大难点，"不通则痛，通则不痛"，疼痛往往由于经络阻塞、气血瘀阻所致，在本病早期适当加入活血通络的中药，如鸡血藤、丹参、全虫等，对于减少带状疱疹后遗神经痛亦可显奇效。

三、扁平疣

病案一：魏某，男，20 岁。患者面部发生不痛不痒的扁平小颗粒已三年，虽经维生素 B_{12}、病毒灵、乌洛托品等多种药物治疗。毫不见效，发疹反日有增多，以致目前发疹满布全面部。现检整个面部密布多数针头或粟粒大扁平丘疹，褐色，深浅不一，表面平滑，发疹有呈线状分布。诊断为扁平疣。予马齿苋合剂试治：马齿苋60克、败酱草30克、紫草15克、板蓝根30克。患者自述服药5剂后皮疹已开始消退，10剂后全部隐没，仅留色素沉着。

病案二：袁某，女，20岁。患者手背部发生扁平颗粒，无痛痒已二年，近4~5天来突于面部出现多数类似损害。检查见颜面及二手背部有散在之针尖至豆大扁平隆起丘疹。诊断为扁平疣，给自拟复方板蓝根制剂煎服，方药如下：板蓝根30g、大青叶30克、苡仁米15克、紫草9克，仅服药4剂，皮疹全部消退。

扁平疣是临床上常见的疾病，通常予中药内服治疗。中医认为本病为外受风热之邪，搏于肌肤；内因肝虚血燥，筋脉不荣，以致气滞血凝而生。扁平疣属于病毒感染，无论是何种类型的扁平疣在临床治疗时均可"舍证从病"，适当予一些具有抗病毒的中草药，如马齿苋、板蓝根、大青叶、败酱草等，临床疗效较为满意。扁平疣在服药过程中，我们常见到有的患者，皮疹可呈急性发作，如色泽转红、隆起明显、瘙痒增剧等。但继续服药，发疹即迅速趋于消退，若因惧而停治，则致前功尽弃。

四、水痘

倪某，女，2岁，本院儿科病例。患者咳嗽流涕3天，同时皮肤水痘见点，未予治疗。今日凌晨起突然高热，有汗不解，咳嗽气粗，口渴烦躁，胸背水疱散发，大小不均，绕有红晕，尿少而赤，大便干，苔薄白质红，脉浮数。

辨证：病在肺脾，风热外束，湿邪内伏。

治法：辛凉宣散。

方药：银翘散加减。

银花9克，连翘9克，蝉衣3克，延胡索5克，牛蒡子6克，杏仁3克，山栀6克，芦根9克，白茅根9克，鸡苏散15克。

药后当晚身热即退，精神较振，痘点渐有回意。唯咳嗽尚频，苔薄白质红。此卫表风邪得解，肺胃伏热未净，仍宗原意再进三剂。

药后痘回大半，痂色尚红，有痒感，咳嗽尚多，苔薄白，质红。乃肺家馀邪未尽，营分湿热未清，以肃肺止咳、清营渗湿法治之。

牛蒡子6克、枇杷叶6克、桔梗3克、贝母6克、银花9克、连翘9克、山栀6克、赤芍6克、丹皮9克、猪苓6克、车前子9克、益元散15克。连服二剂痊愈。

水痘乃外感风热时邪，邪毒犯肺，透发肌肤所致，治疗以清热疏风为主。水痘在临床上应注意与丘疹性荨麻疹鉴别。后者多发于学龄期儿童，发疹主要为坚实的丘疹性风团，中央水疱壁厚，水疱较大，瘙痒剧烈，且有反复发作史。水痘轻症者，重在护理。局部注意避免继发感染，外涂解毒洗剂，或外扑止痒粉亦可，并可以银花、野菊花、蒲公英、绿豆、甘草等水煎代茶饮。

五、麻疹

唐某，男，5岁。患者发热四天，肌肤无汗，流清涕，打喷嚏、咳嗽不爽，口渴不喜多饮，胃口差，大便泄泻，日3~4次，呈水样，两目红赤，口腔内有白色小白瘩，胸前皮肤有红疹隐现，舌苔薄白，脉浮数，体温高达40℃。正值麻疹流行之际，为时行疠气所染。

辨证：风邪犯肺。

治法：辛平宣透。

方药：银翘散加减。

连翘9克、葛根6克、牛蒡子6克、蝉衣3克、延胡索5克、桔梗3克、甘草1.5克、薄荷5克、豆豉9克。

服药一剂后，遍体得汗，麻疹密布。诸症如前，原方继进一剂。

药后第4日，热势下降，痧点见回象，咳嗽轻，舌苔转为薄黄，口渴频饮，大便仍泄稀水。此系里热未尽，原方去豆豉，加银花9克、山楂6克，继进二剂，调治而愈。

麻疹是由麻疹病毒引起的一种小儿常见的发疹性急性传染病，俗称痧子、瘄子。《外科启玄》云："瘄子一症，亦是胎毒流行所感不时之气而发也，与痘疮不同。"本病在出疹时，必须注意观察疹点的色泽、形态、分布的不同，结合其他症状来辨别病情的轻重顺逆。疹点红润，疏密适当，分布均匀，透发顺序而齐全，疹透后热退神清者，多为顺证、轻证；若疹点色深、紫暗，稠密或融合大片，透发不齐，疏密不匀，或刚透即隐，伴见高热、气喘，而色苍白或青紫等症状者，多属逆证、重证。对于顺证，只要护理得当，可不药自愈，逆证则当密切注意其邪正间消长关系，妥善处理。病情重笃者，需中西医结合治疗。

六、风疹

周某，男，3岁。患儿发热微咳两天，出疹一天。遍体呈现淡红色皮疹，疹点细小，但手掌、足跖无疹；耳后及颈部淋巴结肿大，精神尚好，无眼泪汪汪，颊黏膜无小白疹。软腭及咽部有细小的出血性红点，舌苔薄白，质红，脉数。

辨证：风热时邪客于肺卫，郁于肌表，为风疹之疾。

治法：疏风清热，辛凉解表。

方药：银翘散加减。

连翘10克，薄荷、蝉衣、桔梗各3克，桑叶、牛蒡子各5克，象贝母10克，鲜茅根一扎。连服二剂。

二诊：药后疹回热退，咳嗽略增，痰稠色黄，呼吸平，精神可。苔薄淡黄，质红，脉略数。余邪未尽，肺气失肃，再拟清肃肺气，泻白散加味。桑白皮、地骨皮、连翘、冬瓜子各10克，橘红络各3克，甘草、桔梗各3克，延胡索5克。嘱服三剂。

风疹乃外感风热实邪，与气血相搏，郁于肌肤所致，起病迅速，予清热疏风之剂，热重，疹色鲜红，疹点密集，小便黄赤者，选加川连、紫草、紫花地丁、丹皮；淋巴结肿大、疼痛者，加用夏枯草、煅牡蛎、丝瓜络等；食滞不化者，加焦山楂、炒麦芽等。高热时给予适量退热药等对症处理。局部外搽解毒洗剂或炉甘石洗剂。

七、脓疱疮

李某，男，6岁。患者面部发生多数水疱约20天，初起似痱子样，后起水疱，疱破后流出液体，使周围及其他部位均发生水疱，瘙痒。曾注射"201"针剂不见效，无发烧及其他不适。院子里有类似病症的儿童。苔薄，舌常色。检查见全面、颈部散在多数粟粒至黄豆大小水疱、糜烂及结痂性损害，颏下淋巴扪及花生大。此为血热之体，外毒内侵，故治以清热解毒利湿。予丁半合剂，每日2次，每次25毫升内服，外用皮炎洗剂清洗后，涂以黄连软膏。复诊时：水疱糜烂大部干枯结痂，再以原法治疗。

小儿脓疱疮，若不及时治疗，常易酿成急性肾炎，以致演变为慢性肾盂肾炎，故宜早期治疗。丁半合剂是我院自制制剂，治疗化脓性皮肤病及其他皮肤病继发感染者疗效显著。此外，本病的传染性极强，所以除要已病早治外，更重要的是做好预防工作。培养小儿爱清洁，讲卫生习惯，经常洗手修剪指甲。夏秋季疾病流行期间，用银花、薄荷、绿豆、甘草制清凉饮料代茶。患有皮炎、湿疹、痱子等其他瘙痒性皮肤病，应及时治疗。加强对产房、婴儿室、托儿所、幼儿园、小学校的卫生管理，发现患儿及早治疗，适当隔离。

八、丹毒

胡某，男，61岁。患者五天前因右侧面部皮肤作痒，抓破后形成红肿，日渐加重。自觉局部灼热、疼痛，晚上发烧畏寒。检查右侧颜面部大片潮红肿胀，边缘清楚，扪之灼热感。二眼因肿胀不能睁开，附近淋巴结可扪及。舌红，体温37.8℃。诊断为丹毒。

辨证：风热上袭头目，火毒蕴结。

治法：清热解毒散风。

方药：普济消毒饮加减。

板蓝根30克、黄芩9克、银花9克、紫地丁30克、连翘9克、蒲公英30克、菊花9克、丹皮9克、车前子9克、生草6克，三剂水煎服。以金黄散水调涂敷。

二诊时告知服一剂后面部红肿即感轻松，三剂后红肿渐消，发烧亦退。刻下检查面部仅有红斑脱皮，临床基本痊愈，予成药丁半合剂，以巩固疗效。

《医宗金鉴》述："丹毒一名天火，肉中忽有赤色，如丹涂之状，其大如掌，甚者遍身，有痒有痛，而无定处"。丹毒一证，来势凶猛，色红如染丹脂，伴有恶寒发热，多为火毒所致，故名丹毒。本病发无定处，上自头面，下至足跗均可发生。病势峻险急骤，故急性者治宜大剂量清火解毒；若慢性反复发作者，多因湿热蕴结，缠绵不解所致，则须佐以化湿之品。待急性症状消退或形成象皮肿者，可加用活血透托之品，如山甲、皂刺、乳香、没药、贝母、当归、刘寄奴、王不留行等。面部丹毒常因挖鼻孔恶习，下肢丹毒多见足湿气破损，故丹毒治愈后，必须纠正挖鼻恶习，治疗足癣以免经常复发。

九、冻疮

叶某，女，24岁。患者手足冻疮已4～5年，每年天寒发作，春暖则愈。发病时手足肿胀发紫，遇热作痒，有时破溃。此次发病已月余，用冻疮药水擦之不效。检查双侧手足背及指（趾）背部有片状肿胀隆起的紫红色斑块，边缘清楚。手足皮肤扪之发凉。此冻疮之症。

辨证：外寒侵袭，阻闭经络，寒凝血瘀。

治法：温经散寒，活血通络。

方药：当归四逆汤加减。

当归9克、桂枝9克、赤芍9克、细辛1.5克、制川乌3克、木通3克、红花9克、炙草6克、干姜6克、大枣3枚。外用辣椒水浸泡。本方共服15剂，病情基本痊愈。

冻疮一症，多发生于寒冷季节，乃外受严寒所袭，导致局部肌肤气血运行不畅，经络阻滞，瘀血凝结而成。虽属寒冷所致，然与个体素质极为有关，一般多生于肥胖及缺少劳动之人。故预防之计，当平素加强身体锻炼，尤其手足应多作运动；严冬季节，特别要注意手足、外耳的保暖，常以辣椒或生姜煎水浸泡。小儿可常服鱼肝油、钙剂等以增强体质。

十、夏季皮炎

万某，女，38岁。患者5～6年来每届夏季炎热季节，二下肢皮肤即瘙痒发疹，至秋天或气候凉爽时减轻或自愈。今年因天气奇热，故自六月初皮肤即发生瘙痒，现已泛发全身，以致口苦舌干、心中烦热、大便干燥。检查见四肢及胸背部有多数红色密集之丘疹、结痂、抓痕以及少数风团样损害，舌红苔腻。诊断为夏季皮炎，系因暑湿蕴结肌肤，疏泄不通，故宜清暑化湿。

方药：藿香10克、佩兰10克、青蒿10克、银花10克、茯苓10克、绿豆衣10克、生地10克、白扁豆15克、石菖蒲10克、竹叶10克、六一散包15克。

二诊时，症情稍减，大便难解，故加制军10克。

三诊时诉大便得解，里热已减，皮肤瘙痒亦较前为轻。连服上方20余剂，再诊时病已基本痊愈，嘱再服原方5剂巩固。

夏季皮炎是一种发生于盛夏酷热季节的炎症性皮肤病。患者外感暑热之邪，熏蒸肌肤，不得疏泄，发为本病。治以清暑化湿，可投以新加香薷饮。热重者，可加生地、芦根、丹皮、黄连；脾湿重者，可加苍术、白术、苡仁、茯苓皮、冬瓜皮、西瓜翠衣。局部可外搽炉甘石洗剂，解毒洗剂，或以止痒洗剂外洗。

十一、接触性皮炎

吴某，男，51岁。患者三天前因打扫卫生，面部作痒并起小颗粒。来诊前一天颗粒增多并出现水疱，面部浮肿，自觉灼热而来求治。检见面、颈项及手背部多数针尖大的红色小丘疹及水疱，分布密集，部分皮疹相融成片状红斑。二侧眼睑红肿，以致不能睁开。舌红，苔薄黄。诊断为接触性皮炎，

辨证：湿热之体，外毒犯肤所致。

治法：清热解毒化湿。

处方：生地9克、丹皮9克、银花9克、连翘9克、升麻3克、菊花9克、蝉衣5克、浮萍3克、车前子9克、木通3克、生草6克。外以皮炎洗剂冲后作冷湿敷。

三天后复诊，证略见轻，部分水疱干燥结痂，眼睑红肿亦减，仍予前方。三诊时，面、手部发疹大半已消退，在鼻部生一蚕豆大脓肿。故原方加蒲公英30克，紫地丁30克，局部敷以青敷膏。

引起接触性皮炎的物质或原因，可从详细询问病史以及检查中得知。在治疗上，首先应停止再接触引起皮炎的各种可疑因素，有些是因环境中固定存在的物质而引起，则患者尚需变更环境或居住条件。在外治方面，亦当注意皮损已处于敏感状态，更不宜滥用刺激性药物，以致皮损加剧，并忌肥皂、热水烫洗等不良刺激。

十二、湿疹

病案一：邹某，女，24岁。患者右小腿湿疮已一年余。初起仅皮肤发少数颗粒，因痒常搔抓而淌水，范围并日渐扩大，病损时发时消。近日来症状增剧而就诊，口苦不思饮。检见右小腿伸侧有2～3厘米直径之红斑二处，表面渗液结痂。此外，两下肢尚可见散在分布针头大小丘疹及水疱，舌红苔黄腻。诊断为急性湿疹。

辨证：湿热俱盛，泛溢肌肤。

治法：清热利湿。

方药：龙胆泻肝汤加减。

龙胆草6克、黄柏9克、牛膝9克、生地9克、萆薢9克、茯苓9克、车前子9克、泽泻9克、木通3克、生草3克。外用皮炎洗剂洗涤，青黛散油调外敷。共进10剂，湿疹已基本痊愈，留色素沉着斑，仍痒。改服成药三妙丸续治，两周后复诊告已痊愈。

病案二：孟某，男，52岁。患者两耳后渗水、发红约月余，瘙痒，曾以西药治疗无效。目前正向面部、上肢等部位扩展，口渴，便燥。刻检两耳后各有弥漫性、界限不清之红斑，上有密集针头大丘疹、水疱，并有糜烂渗水，结痂。颈、鼻、前臂、手背部，均有散在小片水疱性损害，苔黄腻。诊断为急性湿疹。

辨证：湿热郁于肝胆。

治法：清热利湿。

方药：龙胆泻肝汤清加减。

龙胆草 6 克、黄芩 9 克、生地 9 克、丹皮 9 克、赤芍 9 克、柴胡 6 克、萆薢 9 克、苡仁 9 克、车前子 9 克、白鲜皮 12 克、生草 3 克。局部皮炎洗剂清洗，黄灵丹麻油调敷。

二诊：上方 5 剂后症状稍瘥，尚有新疹发出，舌质红，再予原方 5 剂。

三诊：病情开始好转，皮损已形干燥，并有结痂脱皮，痒及烧灼感亦有所减轻。续服原方加减 10 剂，临床痊愈，改以成药除湿合剂巩固。

湿疹的病因虽多，但从其临床表现来看，中医辨证总不外乎风、湿、热及血虚等因。其中又当根据皮损干、湿、痒等不同，分为偏于湿重或热重；或湿热并重；或血虚风盛，治疗上区别对待，灵活掌握。但总的来说，离不开一个"湿"字，因此在治疗中当以理湿为主，即使在血虚风燥型中，亦应照顾及此。此外，在湿疹治疗中，还当结合经络辨证。如发于面部、乳房部者，与脾、胃二经有关；发于耳部、胸胁、外阴部者，则多属肝胆湿热，用药当有所别。

由于湿与脾的关系极为密切，故饮食不节，过食炙煿厚味，辛辣鱼腥等物，招致脾运失健，或因涉水浸淫，以致湿困脾阳，均可导致湿泛肌肤，加重病势。因此，在预防湿疮发病，或既病之后，中医极为重视饮食和外湿方面的因素。

自体过敏性湿疹，每系局部病灶处理不当而促发，故中医辨证为湿热内蕴、毒邪外侵，除清热除湿外，应加黄连、青黛、大青叶、茅根、人中黄等清热解毒之品，收效更佳。

十三、传染性湿疹样皮炎

朱某，男，21 岁。患者一月前右小腿部因瘙痒抓破，形成脓疱、溃烂，痒痛不止。嗣后，溃烂周围皮肤发生潮红、肿胀，表面起疱、淌水，日久不愈，范围日渐扩大。检见右小腿伸侧有大片弥漫性红斑，表面滋水淋漓，少数水疱及脓疱，中央部有一约二分钱硬币大小浅在性溃疡，上附脓性分泌。舌红苔薄黄。此为传染性湿疹样皮炎。

辨证：湿热内蕴，毒邪外侵。

治法：清热解毒化湿。

方药：丁半合剂及除湿合剂内服，每次各 50 毫升，每日 2 次。局部先以皮炎洗剂洗涤，后以黄灵丹麻油调敷。二诊时，诉上法治后效果明显，红斑、渗水均有收敛，其上水疱及脓疱亦大半消退。前法既效，不予更方，仍取原药再治。

中医认为本病多因湿热内蕴，外感风毒，发为本病，或与患者先天素质有关。现代医学认为，本病是因机体某一病灶的脓性渗液中细菌或组织的化学物质，对皮肤发生致敏作用所致，首先应该治疗致病的感染病灶。根据本病证候，内有湿热，外感风毒，故治则应为清热利湿，祛风解毒；重者可配合使用相应的抗菌素，并配合一定量的皮质类固醇激素，收效更佳。

十四、药疹

吴某，女，29岁。患者两月前因风湿性关节炎疼痛，服中药舒风镇痛丸三天。四日后先于腕部发出剧痒的小红点，并日渐增多，而致遍布全身。初起时伴低烧，现饮食二便如常。过去因关节炎常服风寒疼痛丸、A.P.C等未有发疹。顷检：全身满布多数针头大小鲜红色斑点，以面部分布为密，躯干部散在，亦有融合成隆起斑块者，舌质红。诊断为中药所致药物性皮炎。曾用扑尔敏、乳钙片等内服。5天后来诊，皮疹续有新发，痒甚，舌红苔黄腻。故进中药化斑解毒汤，以清热解毒。

处方：生石膏30克、知母6克、胡黄连（因黄连缺）3克、人中黄9克、玄参9克、银花9克、蝉衣5克、地骨皮12克、生草3克，水煎服。

服药3剂，病势已挫。再投原方5剂，病情续有好转，皮疹色泽均转淡，并伴少量脱屑，但痒不止。故原方加僵蚕9克，以祛风止痒。四诊时病已基本痊愈，改以成药消风合剂巩固。

药物性皮炎为临床各科均能遇到的一种较为常见的皮肤病。在古代医书中累有记载，如《外科正宗》："砒毒者，阳精火毒之物，服之令人脏腑干涸，皮肤紫点，气血乖逆，败绝则死。"《疡医大全》亦记有："误中砒毒，浑身紫黑……此名砒霜累泡"。可见，祖国医学对药疹早有认识。近年来，除西药外，有关中草药引起药物性皮炎的报道亦日益增多，有因于单味药，也有因于复方。药物有中药或草药，如葛根、天花粉、紫草、大青叶、板蓝根、鱼腥草、毛冬青、穿心莲、千里光、白蒺藜、贝母、筋骨草、槐花、紫珠草、丹参、红花、人参、乌贼骨、两面针、地龙、蓖麻子、蒲公英、青蒿、当归、大黄、楮树、红茶、满山香、野萝卜、柳枝、松塔、蟾蜍、大青蝗等等，成药有六神丸、牛黄解毒丸、天王补心丹、云南白药、益母膏、双解丸、健身丸、银翘解毒片等，以及剂型改革制成品，如心宁注射液、复方柴胡注射液等针剂。所引起的皮炎类型有剥脱性皮炎、猩红热样疹、固定性红斑、荨麻疹、皮肤瘙痒，甚至有过敏性休克及死亡的病例。因此，中草药可引起药物性皮炎，必须引起我们的重视。

药物性皮炎重者可致死亡，轻者对人体健康亦有一定影响。因之，在用药治病前，特别是青霉素、磺胺类、巴比妥制剂等，应详细而耐心的询问患者之禀性不耐史及其对各种药物的过敏史。引起药疹的致敏药物，不单是通过口服或注射进入人体，它还可以通过其他给药方式，如滴鼻、滴眼、漱口、塞药、灌肠、冲洗、熏蒸、喷雾以及外用等多种途径进入人体而致病，故在询问病史中应注意启发患者。在用药期间，发现有皮肤瘙痒、红斑、发热等可疑反应时，宜立即停药观察。对已发生反应的药物，切勿再用，并于病历上注明以备查考。对严重类型的药物性皮炎，及时使用皮质类固醇激素，并应加倍护理，尤须注意防止皮肤继发感染，以免引起证情增剧。

十五、荨麻疹

病案一：罗某，女，27 岁。患者一周前因洗热水浴后次日全身皮肤突发红色风团，痒甚，抓之隆起皮面，形成大片。虽用氢考静注，然未见效，每日阵发不止，热后加重。口渴欲饮，二便如常，苔薄黄，脉浮数。

辨证：热郁于内，风感于外，风热相搏，结于肌肤。

治法：祛风清热。

方药：消风散加减。

荆芥 6 克、防风 6 克、桑叶 6 克、牛蒡子 9 克、苍耳子 9 克、生地 9 克、丹皮 9 克、赤芍 9 克、紫草 9 克、苦参 9 克、蝉衣 5 克，共 5 剂，水煎服。

二诊时口渴已解，风团发作减少，隆起不著，然瘙痒未除。再予原方稍作加减，共门诊四次，服药 20 剂。五诊时，病已痊愈，不再发疹，故予消风合剂二瓶巩固。

病案二：张某，男，27 岁。患者一周来全身皮肤突发多数大小不等的红色或淡红色风团，隆起皮面，痒甚。受风寒或下冷水后即发，得暖则轻或消朱。饮食大便如常。苔薄白，脉濡缓。

辨证：风寒外袭，营卫不和。

治法：疏风散寒，调和营卫。

方药：麻黄汤加减。

麻黄 6 克、桂枝 9 克、白芍 9 克、细辛 1.5 克、牛蒡子 9 克、羌活 6 克、独活

6克、浮萍6克、炙草6克、干姜3片、大枣3枚。

二诊：诉服药4剂，开始奏效，风疹发作明显减少，仅晨起偶发少数。原法既效，毋须更张。

三诊：进药10剂，除皮肤偶然作痒外，风团已不再发作。

病案三：郦某，男，32岁。患者六年前开始因工作紧张，出汗后发生荨麻疹，至今时发时愈，虽用多种西药医治无效。现每天阵发数次，尤以汗后更甚。发疹大者成片，但多为针头或豆大，余无所苦。苔舌尚正常，脉细。

辨证：卫阳不固，腠理疏虚，风邪乘袭。

治法：益气固表，佐以祛风散邪。

方药：玉屏风散加减。

黄芪15克、白术9克、防风9克、麻黄9克、龙骨15克、左牡蛎15克、蝉衣5克、碧桃干9克、牛蒡子9克、首乌9克、甘草5克。5剂。

二诊：述因服药间断，病情虽轻但未得制止，发疹已无大块，均为麻豆大。后劝其连续进药25剂，遂得痊愈。

病案四：李某，女，24岁。患者两月前因剖腹产后大量失血而晕厥，一个月后皮肤出现风块，淡红色，时有时无，痒不甚著，发作以午后或晚间为甚，风吹后加剧。目前伴有头晕、乏力、低热、失眠、掌心发烫等证。舌淡苔薄，脉沉细。

辨证：产后失血过多，气阴两虚，兼受风邪所致。

治法：养血滋阴，祛风降火。

方药：四物汤加味。

当归12克、生地9克、熟地9克、川芎9克、白芍9克、白术9克、丹参9克、地骨皮12克、白蒺藜9克、嫩钩藤9克、防风6克、生草3克。

服药3剂，发疹渐减，5剂后症情已止。但停药两天后又有复发，再予5剂，病情又得改善，嘱再服原方巩固。

病案五：张某，女，31岁。患者自诉慢性荨麻疹已七载，久治无效，几每日发病。以致日形消瘦，饮食无味，夜不能眠，白昼头昏乏力，易汗，唇甲苍白。血色素7.4克。检见发疹遍于全身，疹形较小，疹色淡红或近白色，舌淡脉细。

辨证：病久气血亏损，风邪外袭。

治法：补气养血祛风。

方药：八珍汤加减。

黄芪15克、党参9克、白术9克、当归9克、丹参9克、熟地9克、山药9

克、茯苓 9 克、钩藤 9 克、白蒺藜 9 克。服药 5 剂尚未见效，再予原方 5 剂。后未复诊，情况不详。

病案六：夏某，女，45 岁。患者宿疾风疹已十余年，每年发作数次，发作时脘腹剧痛，以致不能进食。检见皮疹遍布全身，均为大片隆起之鲜红色风团。苔黄腻，脉濡数。经用多种西药医治无效。前曾服清热凉风祛风之剂，证情不见好转，故改投以消导渗利之品，3 剂即止。嗣后三发三投，每投必效。方药如下：

茯苓 9 克、苍术 9 克、白术 9 克、茵陈 9 克、车前子 9 克、川朴 5 克、制香附 9 克、苡仁 15 克、山楂肉 15 克、陈皮 3 克、炙草 6 克。

病案七：王某，女，16 岁。患者一周前因急性菌痢，注射卡那霉素四针并服痢特灵片后，皮肤即起风团，疹色鲜红，呈大片隆起如地图样，部分为出血性，亦间见大疱，痒甚。虽停药半月，每天仍发作不止，用扑尔敏稍可缓解，但不能根治。发疹且伴畏寒、发烧、口渴，小便黄，便结 3～4 日一行。舌红苔黄腻，脉数。

辨证：热毒伏于营血。

治法：清营解毒。

方药：清瘟败毒饮加减。

川连 3 克、淡芩 9 克、川柏 9 克、绿豆衣 9 克、玄参 9 克、银花 12 克、石斛 9 克、土茯苓 15 克、滑石 15 克、知母 6 克、生草 3 克。

服药 3 剂，见效较微。原方去知母、银花，加蝉衣 5 克，制军、苡仁各 9 克。易方后仅服药 1 剂；当晚发疹即止。再予原方 5 剂，以资巩固。

病案八：钱某，女，37 岁。患者三年前开始月经不正常，经来超前，量少，色紫带块，并伴小腹疼痛、腰酸、头昏心慌。每日皮肤发生风块，遇热更甚，痒。苔薄黄，舌有紫色，脉弦。在妇科调经，按"血行风自灭"之理论治疗（制首乌、甘杞子、豨莶草、赤白芍、丹参、山药各 12 克，冬桑叶、甘菊各 6 克，玫瑰花 3 克，木香 5 克，六曲 9 克，炮姜 2 克），服药 25 剂，月经转正常，但荨麻疹未能制止，转皮肤科诊治。

辨证：冲任失调。

治法：调摄冲任。

方药：桃红四物汤加减。当归 12 克，川芎 9 克，赤芍 9 克，白芍 9 克，熟地 9 克，丹参 9 克，党参 9 克，香附 9 克，补骨脂 9 克，十大功劳叶 9 克，红花 6 克。服药 7 剂，荨麻疹明显减轻，再予原方续进而愈。

荨麻疹，是一种皮肤血管神经和内脏器官功能障碍性疾病，它是由各种不同内外因子作用于人体通过变应性或非变应性机制而发生的皮肤病。本病患者体质多属禀赋不耐，其发病不外内因、外因两个方面的因素。内因脏器病变，气血违和，阴阳失调；外因卫表不固，汗出当风，感受风寒或风热之邪，拂郁于肌肤而发为本病。此外，如饮食不节，情志不畅，虫积脾胃、冲任不调等均可为本症之成因。现代医学认为本病的发病机制主要是通过Ⅰ型变态反应（少数由于非变态反应）而引起的。致病原可以是食物（鱼、虾、蟹、蛋等），药物（青霉素、磺胺类、菌苗、各种血清等），肠寄生虫，植物花粉，动物羽毛，昆虫叮咬等，亦可因精神因素，感染病灶、内分泌障碍以及冷、热、光，压力等物理因素而引起。

荨麻疹病因复杂，去除过敏原对本病的治疗起着关键作用，但是临床上往往将病史的了解简单化。同样有效地治疗感染，伴随的并发症等，有助于荨麻疹的治疗。

荨麻疹的辨证分型，各地报告不尽一致，立法处方亦多不同。急性起病者以实证为多见，由风所致者，予疏风为主，偏于热者，配伍桑叶、菊花、牛蒡子、蝉蜕、薄荷等辛凉解表之品；偏于寒者，配伍荆芥、防风、桂枝、麻黄等辛温解表之品；由"湿"而致者，需加苍术、薏苡仁、茯苓皮、苦参等化湿；慢性荨麻疹以虚证为主，除予祛风药止痒中药，还应临证加减，气血虚者当补气养血，方如当归饮子、八珍汤、玉屏风散等；偏于阴虚火旺可予知柏地黄丸；偏于肾阳虚者，金匮地黄丸化裁；病程迁延，常易致瘀，常需加入活血通络的药物，如丹参、鸡血藤、红花等。

目前通过现代医学研究表明，荆芥、蝉蜕、苦参、地肤子等有抗过敏作用，临床可随证加减，荨麻疹症状虽简，然病因复杂，并且迁延日久难愈，故须根据病因结合症状加以辨证论治，方能得效。

十六、丘疹性荨麻疹

董某，男，6岁。家长代诉，全身发生多处红色颗粒、水疱已月余，反复不止，瘙痒剧烈。曾用西药扑尔敏、维生素C、乳钙，外用苯考香霜等均未见效。检查，全身散在分布红色豆大丘疹，质地坚实，顶端有针头大小水疱或血痂，抓之呈风团样扩大，尤以四肢为多。诊断为丘疹性荨麻疹，给服消风合剂2瓶，嘱服6天，外用解毒洗剂。二诊时母诉，服药一瓶后，皮疹即消退，痒止（另一瓶给其弟服，亦愈）。近因食螃蟹，腰腿部又起类似损害，痒，仍以此药投之。

丘疹性荨麻疹是临床上相当普遍的皮肤病，不单见于小孩，成人亦可发病，尤多见于从城市去农村者。其病因与昆虫过敏的可能性极为有关，所以在治疗本病时还当注意消除病因，以防复发。我们治疗本病时，以自制成药消风合剂内服为主，效果颇佳，有效率达90%以上。在此基础上，我们以消风合剂方药为主，加西药安他乐、氨茶碱、钙剂等，创制成消风冲剂，试用于临床，收效极佳。因冲剂使用方便，味甜易饮，疗效明显，故深为病孩及家长所喜用。

十七、过敏性紫癜

病案一：孙某，女，12岁。患者一周前感冒，随即两小腿部现多数暗紫色小斑点，不痛不痒。近日来，部分斑点扩大，且小腿肿胀疼痛，不能行走，并伴发热、咳嗽、喉痛、关节酸楚等全身不适。检见两小腿肿胀，皮肤有散在分布针头至豆大暗紫、淡紫色斑疹，压之不褪色。咽部黏膜充血，扁桃体Ⅱ度。体温37.4℃，白细胞总数10770/立方毫米，中性70%、淋巴28%、嗜酸球2%，血小板100000/立方毫米。此风湿性紫癜，系风湿外侵，阻于经络，血溢肌肤所致。故治以祛风渗湿，活血化瘀。

处方：荆芥炭9克、牛蒡子9克、豨莶草15克、威灵仙15克、白鲜皮15克、茜草9克、牛膝9克、宣木瓜9克、紫草9克、六一散（包）15克。

二诊时，家长述服上药一剂后下肢疼痛即止，三剂后皮疹大部消退。但昨晚突感腰痛，当即予以小便常规检查，结果正常。前方加白茅根30克续服。三诊时，发疹消退殆尽，再予原方5剂，以资巩固。

病案二：萧某，男，15岁。患者四肢反复发疹已两个月。初起时小腿部有多数分布较稀的红点，无痛痒。一个月后皮疹增多并相融合，上肢亦出现皮疹，并伴小腿肌肉酸痛。以后又陆续出现胃脘部疼痛，呕吐，大便色黑。经各种中西药物治疗未效。有蛔虫史。顷检四肢有多数密集紫点、瘀斑，压之不褪色，下肢呈凹陷性水肿。舌暗红，苔黄腻。血常规、血小板计数、出凝血时间均正常，大便隐血（＋）。诊断为腹性紫癜，乃湿热蕴结脾胃，血不归经所致。治以清脾利湿，凉血止血。

处方：茯苓9克、苍术9克、白术9克、川朴5克、茵陈12克、木香9克、苡仁15克、泽泻9克、紫草9克、地榆炭9克、生草6克。

服药三剂，腹痛已止，紫点亦见消退，新疹未发，全身情况良好，舌红苔已净。原方去木香，加茜草9克，再进五剂。共服药八剂，病已基本痊愈，后未再诊。

病案三：甘某，女，57 岁。患者双下肢反复发生紫斑已半载，虽经治疗未能根治。平素常觉头晕目花，倦怠无力，小腿酸软。两下肢均见豆大紫点或瘀斑，压之不褪色，舌淡苔薄。诊断为下肢紫癜症。本患年逾半百，气血不足，故以补气摄血调治。

处方：黄芪 9 克、党参 12 克、茯苓 12 克、白术 9 克、当归 9 克、丹参 9 克、远志 5 克、木香 5 克、紫草 9 克、炙草 6 克。

共进 25 剂，历时月余，病告痊愈。

紫癜一症，原因众多，除过敏性紫癜外，尚有非过敏性反应所致者，如血小板减少性紫癜、症状性紫癜、老年性紫癜等等。中医对紫癜的辨证论治，须根据具体证情而有所不同。在临床上，紫癜症中尚有两种常见的证候，当予注意：

（1）热毒伤络证：多因药物或高热引起。火盛气逆，络脉损伤，血溢于脉外而致紫癜。证见发烧、口渴、便秘，或伴鼻衄、尿血、便血，舌红，苔黄，脉弦数。治当清热解毒，凉血止血。犀角地黄汤加减。犀角（水牛角代）、生地、赤芍、丹皮、山栀、紫草、大黄、大青叶、人中黄、银花、侧柏炭、大蓟、小蓟、仙鹤草等。

（2）气不摄血证：多为慢性长期发病后，气虚不能摄血者。证见面色苍白，头晕目眩，食欲不振，神疲乏力，紫癜分布稀疏色淡，舌胖质淡，脉细弱。治宜补气摄血，归脾汤加减。黄芪、党参、白术、熟地、当归、山药、茯苓、陈棕炭、血馀炭、远志、枣仁、炙草等。

十八、色素性紫癜性皮肤病

程某，男，54 岁。患者两下肢出现多处红色小斑点及纤细血丝已月馀，不痛不痒，皮疹日渐增多，现已见于腰部以下。劳累后发疹增多，休息后减少。十年前曾有同样病史。检查可见腰部以下包括臀部及两下肢，有散在或密集之毛细血管扩张性红斑，杂有针头大紫点。部分皮疹形成环形，中央色素沉着或附细屑。苔黄腻，舌质淡，血小板计数为 152000/立方毫米。诊断为毛细血管扩张性环状紫癜。症属血热伤络，溢于皮下，治以清热凉血止血。

处方：牛膝 9 克、黄柏 9 克、生地 9 克、丹皮 9 克、赤芍 9 克、紫草 9 克、当归 9 克、泽兰 9 克、泽泻 9 克、生草 3 克。

色素性紫癜性皮肤病，是一组较少见的出血性毛细血管炎的疾病，属于中医的"血证"，根据其临床表现，总的来说，辨证应以血瘀为主，以清热凉血为治，尚须根据病因辨证的原则，疾病不同的时期予清热凉血、活血通络、化瘀利湿等，临症宜注意及此。

十九、痤疮

兰某，女，24岁。面部发生颗粒已三年，有黑头，挤之见米粒样油脂物，且常发生脓疱。平素皮肤多油，发疹无痒痛。月经正常。检查见颜面，尤其是额及二颊部有多数密集、粟粒或针头大小丘疹及黑头粉刺，并夹有少数脓疱，周围红晕，舌红苔薄。此为肺胃积热，日久兼挟毒邪。故予清肺胃之热，并佐解毒为治。

处方：生石膏30克、枇杷叶9克、桑白皮9克、淡芩9克、菊花9克、蒲公英30克、紫地丁30克、蝉衣5克、防风9克、生草3克，外搽皮脂洗剂。

服药20剂后复诊，脓疱全消，丘疹均变平坦或消失。

寻常痤疮之症，对健康无大妨碍。但因患者多系青年人，发病多在面部，故求治心情迫切。因汤药服用不便，可长期服用黄连上清丸或连翘败毒丸；若长期大便干结者，可服青麟丸；若脓疱累累者，则中药加西药四环素，效更明显。痰瘀凝结证者，可汤剂加西药氨苯砜，收效较快。女性月经不调者，尚须佐以调经之品。本症患者多系青年，故患病后常喜以手指抚弄或挤压，以致引起继发感染而遗留疤痕，亟宜避之。饮食应少食油腻脂肪、糖果，辛辣等物，多吃水果蔬菜，以保持大便畅通，消化良好，有助病之痊愈。此外，平时宜以热水及香皂洗涤多脂部位，以减少油脂之附着而堵塞毛孔。

二十、酒渣鼻

李某，男，40岁。四年前开始在鼻部先发生皮肤潮红、痒。以后日渐扩大，致两面颊部亦相继发生红斑及颗粒，红斑在饮热茶或洗脸时更著明，天寒时往往呈紫色。平素偶有饮酒，常有便秘史。检查：鼻尖、鼻翼及两颊部有弥漫性红斑，其上可见毛细血管扩张及少数丘疹。舌质偏红，苔薄黄。诊断为酒渣鼻，系肺胃积热之证，治当清泄。

处方：生石膏30克、知母10克、枇杷叶10克、黄芩10克、赤芍10克、生地10克、菊花10克、蝉衣5克、制大黄6克、生草3克，外搽皮脂洗剂。

上方加减共服30余剂，丘疹、红斑明显减退，几不能见。患者极为满意，后改以黄连上清丸长服。

酒渣鼻多发于中年人，以男性为多。可因长期嗜酒引起，亦有无饮酒习惯者。大部分患者，诉有消化不良，便秘等肠道功能障碍。辨证时，当分析以热为主，或以瘀为主。一般早期表现以血热为明显，而晚期则以血瘀为著，故治疗时亦应有所侧重。若与情志变动、月经不调等有关者，尚须结合病情，辅以养心安神、调摄冲任等治则，以增其效。此外，饮食宜清淡，忌辛辣烟酒之类，并保持大便通畅等，亦须加以注意。

二十一、斑秃

陈某，女，21岁。四个月前开始头发突然脱落，初为小块，后成大片，以致全部头发均脱落，部分眉毛亦有脱落。来诊前曾用过胱氨酸、胚宝、维生素 B_6、乙烯雌酚、桑麻丸等药物不见效果。因发为肾气之外候，肝肾不足，发失濡养致干枯脱落，故以补益肝肾为治。

处方：当归9克，丹参9克，白芍9克，川芎9克，首乌15克，枸杞子9克，玄参9克，女贞子9克，茯苓9克，白术9克，炙草6克。服药8剂后，头部已见少数毳毛。50余剂后，除顶部及后发际尚剩小块秃斑外，其他部分头发均已生长。仍嘱长期服用原方，其后家人来告，头发已全部长齐，乌黑如常人。

清代王清任认为，病后脱发是"皮里肉外血瘀阻塞血路，新血不能养发，故发脱落"。又云"无病脱发，亦是血瘀"。故主张活血祛瘀为治，创制通窍活血汤。因之，临床上若遇斑秃日久不长或全秃，伴血瘀症状，用各种方法治疗不效者，可试以活血祛瘀生新之法，通窍活血汤加减。药用当归、丹参、桃仁、红花、赤芍、川芎、干姜、炙草、红枣等。

二十二、结节性痒疹

李某，男，31岁。患者全身起多处小颗粒、疙瘩，奇痒难忍，已历两年余。先后用过扑尔敏、核黄素、泼尼松等西药，未能得效。刻检全身皮肤，尤以两下肢有多数散在或密集分布之丘疹及小结节，色褐坚硬，并有抓痕结痂，股部淋巴结扪及。苔薄黄，脉濡涩。诊断为结节性痒疹，诊时拟以清热解毒，方用连翘解毒丸。两周后复诊，毫不见效，瘙痒不止。遂改用活血化瘀，疏肝软坚之法，方药如下。

处方：柴胡6克、当归9克、赤芍9克、白芍9克、红花9克、三棱6克、莪术6克、五灵脂9克、广郁金9克、山甲9克、地龙9克、生甘草9克。外捈止痒酊。

　　服药 5 剂后，效果平平，嘱继服 5 剂以观察。再诊时，云痒已减轻，发疹亦似较前好转，因予原方继服。20 剂后损害好转明显，部分结节已退，留色素沉着，痒亦不甚，且不见新疹再起。因家居郊区，来诊不便，故予处方带回，并嘱注意避免昆虫叮咬。

　　结节性痒疹是一种有剧烈瘙痒的过敏性皮肤病。北京赵炳南老中医称本病为"顽湿聚结"。湿毒阻于经络，气血不畅，迁延日久，以致血瘀痰凝而成结节。临床上若单以清热解毒之剂效果不佳，如若投之活血化瘀之品，如红花、三棱、莪术等，并辅以疏风止痒、养血润肤等药物可有奇效。

二十三、扁平苔藓

　　病案一：赵某，男，7 岁。患者 1974 年 12 月开始在四肢犯发颗粒、红斑，痒，以后红斑逐渐扩大并增厚，色泽呈紫红或紫黑，躯干部亦有同样损害。在某医院曾疑为蕈样肉芽肿、扁平苔藓，用过钙剂、可太敏、氯喹、灰黄霉素等治疗，效果不著。检查时见主要在两小腿部有大片浸润肥厚斑块，边缘清楚，斑色深紫，表面光滑。在斑块周围，详审之可见粟粒或绿豆大扁平紫色丘疹，散在或密集分布。此外，在胸、背、耳后，上肢等处亦可见类似大小不等的同样损害。口腔二颊黏膜部，唇内侧黏膜部亦查见乳白色呈网状结构的小丘疹，唇部丘疹色紫。舌带紫色，苔薄。于小腿部作皮肤活检，报告符合"扁平苔藓"。

　　辨证：湿度淤阻，气血凝滞。

　　治法：活血化瘀利湿。

　　方药：鸡血藤 30 克、丹参 15 克、牛膝 9 克、赤芍 9 克、鬼箭羽 30 克、茜草 9 克、苡仁 15 克、黄柏 9 克、玄参 9 克、泽泻 9 克、生地 9 克、当归 9 克。

　　按上方加减，断续服药半年余，皮疹大多变平坦，痒轻，仅留色素沉着。再行皮损活检，除真皮上部尚有轻度炎症细胞浸润外，与第一次切片对照有明显好转，故仍予原方加减。一个月后再诊时，患者皮肤损害基本消退，剩留紫褐色色素沉着斑。但口腔黏膜内发疹未全退，故改投以滋补肝肾，养阴和胃方。

　　病案二：胡某，女，40 岁。患者口腔颊黏膜部发生白点，时有破溃，进食疼痛已年余。曾在某医院活检，证实为口腔内扁平苔藓，用过多种中西药物治疗，未能根治。患者诉平时身体虚弱，常感倦怠乏力，饮食不香，夜间失眠，大便溏薄。过去有胆囊切除史，白细胞偏低。现检两侧口腔黏膜及齿龈部有乳白色条纹，排列呈网状或环状，表面浸渍，个别破溃成糜烂。舌淡，苔薄白。

辨证：阴血不足，脾虚湿困。

治法：养阴健脾化湿。

方药：南北沙参各9克、玄参9克、生地12克、石斛9克、白术9克、茯苓9克、苡仁12克、车前子12克、枸杞子9克、甘草3克。局部以锡类散吹口，一日两次，以上为基本方，随证加减，共服汤药60余剂，口腔内发疹全告退，获临床痊愈。

扁平苔藓是一种原因不明的皮肤病，临床并不多见，其治疗颇为棘手。我们体会中医治疗，根据其皮疹的色泽来辨证较为重要。皮疹色红者，应以凉血消风为主，色呈紫暗者，则当活血化瘀。此外，口腔黏膜发疹，多为干燥发涩，故又须兼顾养阴。但不论何种证型，治疗时间均须充分，始能收效。

二十四、多形性红斑

病案一：陈某，女，39岁。患者两天前晚上，先是手足皮肤作痒，随即发生红斑、水疱，并在面及躯干等处陆续发生类似损害，奇痒难忍。病情未有特殊饮食或服药史，往年春天亦有同样发病史。检查见双侧手足背及掌跖部有密集的针头至豆大斑疹、水疱，斑疹色泽鲜红并带水肿，中央大多有水疱或痂皮，有呈猫眼样外观。面、躯干及四肢有散在类似损害。舌红，苔薄黄。诊断为多形性红斑。

辨证：血热与外湿蕴结肌肤，并挟风邪，发为本病。

治法：清热、凉血、利湿。

方药：生地9克、丹皮9克、黄芩9克、赤芍9克、茅根15克、槐花9克、苡仁9克、泽泻9克、菊花9克、蝉衣5克、六一散包15克。外搽解毒搽剂。

服上方5剂后来诊，面及手足部皮疹已全部消退，仅臀部、小腿部尚有少数未清，然色泽已淡，水疱干涸，痒尚未去，舌淡苔薄。原方加减，重用祛风之品。方药如下：

生地9克、丹皮6克、赤芍9克、黄柏9克、茵陈12克、防风9克、牛蒡子9克、蝉衣5克、白鲜皮12克。因路途遥远，嘱连服10剂，病愈可不复诊，后未再来诊。

病案二：张某，女，17岁。患者三年来每于冬季暴冷之际，两手足部起红斑、水疱，奇痒，至春天转暖后不医自愈。此次发病约有一周，经用西药扑尔敏、钙剂等不效。检见二侧手足背及掌跖部均有豆大红斑、水疱，红斑色呈暗红色或紫红，手部皮肤扪之有冷感。口干，舌红苔薄。印象为寒冷型多形性红斑。

辨证：风寒外袭，气滞血瘀。

治法：疏风祛寒，温经活血。

方药：当归四逆汤加减。

当归9克、桂枝6克、制附子6克、赤芍9克、川芎9克、细辛1.5克、羌活6克、独活6克、木通3克、干姜3片、炙甘草3克、红枣3枚。投药5剂，效果较明显，皮疹大部变淡而平坦，水疱干涸结痂，续以原方再治。三诊时，发疹已去十之八九。

多形性红斑之风寒血瘀证，南京地区因秋冬气温较低，本病甚为多见，其与湿热蕴结证者在皮疹上不易区分，但从发病季节及全身证候上可资辨别。在治疗上，风寒血瘀证一般应以疏风散寒、活血化瘀为主。但有些病例，若临症表现以血热湿重者，则仍当以湿热证论治，不可机械套用，否则反使病情转剧。

二十五、结节性红斑

周某，女，30岁。患者两下肢反复发作皮肤结节已3年，每次发病1~3周不等。发作时两小腿有大小不等的红斑、硬结，自觉疼痛，以后红斑转褐色或黄色，结节缩小而消退。曾作结节活检，证实为结节性红斑。过去有慢性喉炎及鼻炎史。此次发病仅2~3天，除皮疹外，并伴午后低热、关节痛、头昏乏力、胃纳减退等证。现检：两下肢共有指头至核桃大小皮下结节10余个，表面色鲜红，扪之有热感并有压痛。抗"O"及结核菌素试验均为正常，血沉34毫米/时。舌红苔腻。本病诊断为结节性红斑。

辨证：湿热蕴结。

治法：清热利湿。

方药：牛膝9克、黄柏9克、忍冬藤30克、连翘9克、赤芍9克、泽泻9克、车前子9克、晚蚕沙9克、红花9克、生草3克，水煎服，并嘱卧床休息，抬高患肢。

二诊时，下肢红斑色泽明显变暗变淡，结节亦有缩小，疼痛减轻，仅感下肢麻木沉重。此际似属气血凝滞，经络壅阻，故改用活血化瘀、理气通络法。方药改动如下：

鸡血藤30克、牛膝9克、丹参9克、赤芍9克、川芎9克、泽兰9克、泽泻9克、制香附9克、陈皮5克、茯苓皮12克、甘草3克。连进10剂，皮损全部消退，色淡疼止，临床痊愈，原方巩固。

结节性红斑是常见的下肢皮下结节病之一，一般文献报告多用活血化瘀法治疗，但我们体会还是应该根据其临床证候来进行辨证，不外乎湿热与血瘀二型。治疗时亦应有所侧重；并在此基础上予以加减。结节焮红赤肿、小便黄、大便秘结者，加大黄、丹皮、山栀、紫草、蒲公英、大青叶等，以清热凉血。结节融合成大片斑块、色暗紫、质地坚实、久治不化者，加软坚散结之品，如昆布、海藻、山慈菇、炙山甲、三棱、莪术、贝母等。有恶寒、发热、咽痛等表证时，加牛蒡子、桔梗、射干、山豆根等。伴关节痛者，加豨莶草、秦艽、木瓜、羌活、独活等，以祛风除湿。足踝浮肿、久而不消者，重用黄芪、防己、苍术、泽泻、滑石等利水消肿之品。

二十六、银屑病

病案一：芮某，男，26岁。患者一周前因扁桃体发炎而发烧，次日即见皮肤有少数小红斑，痒。之后，红斑日趋增多，并有皮屑。过去未有类似病史，此次发病前亦无特殊饮食或药物史。检见全身（头、面除外）均有散在性豆至分币大小浸润性红斑，表面附银白色皮屑，抓刮后层层脱落，其下露红色点状出血，舌红苔薄。

辨证：风盛血热。

治法：清热凉血祛风。

方药：土槐饮加减。

土茯苓30克、生槐花30克、蒲公英30克、生地15克、丹皮9克、当归9克、大胡麻9克、首乌9克、蜂房6克、蝉衣5克、生草3克。局部外涂加味黄连膏。

二诊时皮疹红色明显变淡，鳞屑少见，继投原方加减。共诊五次，皮疹消退殆尽，留色素脱失斑，嘱续服成药白疕合剂，以资巩固。

病案二：王某，女，36岁。患者十年前曾患银屑病，经治痊愈。三个月前，因食鱼后全身皮肤作痒，并发出多数颗粒、红斑，上有白屑，抓后出血，检查见全身散在分布中等数量的点滴或分币状红斑，浸润肥厚，上附白色鳞屑，抓后有血露现象。诊断为血热型白疕，给白疕合剂2瓶内服，外用加味黄连膏。二诊时，皮损色淡，鳞屑减少，痒轻。共服20瓶（每瓶200毫升），皮疹全部消退，留色素沉着之淡褐色斑，临床痊愈。

银屑病在临床上是常见的多发病，但迄今尚乏满意治法。中医对本病的辨证分型，各家意见不一，目前较多的是按血热、血燥二型论治，亦有增血瘀型者。因本病不论何故所致，其发病机制不外乎热壅血络或阴伤血燥两个方面。故我们治疗本病的治则，是以清热凉血、养血润燥为主，按证候、病期不同而有所侧重。常用药物：清热凉血者，有土茯苓、生槐花、生石膏、蒲公英、板蓝根、大青叶、忍冬藤、丹皮、黄柏等，用量为15～30克；养血润肤者，有当归、生地、鸡血藤、首乌、黄精、天冬、麦冬、大胡麻、丹参等，用量为9～15克。又因瘙痒之故，均须酌加疏风止痒之品，如麻黄、桂枝、防风、蝉衣、苦参、白鲜皮、蜂房、蜈蚣、全蝎、乌梢蛇、白花蛇等，用量为1.5～10克。对慢性浸润肥厚并局限性者，可加用活血软坚之品，如三棱、莪术、山甲、角刺等，用量为6～9克。对特殊型银屑病，则又当根据前述辨证不同，加以相应的治则和方药，根据上述治疗原则，我科配制了成品白疕合剂（土茯苓、生槐花、生地、紫草、大胡麻、当归、首乌等），在临床治疗本病142例，总有效率为83.8%。

二十七、玫瑰糠疹

戎某，女，46岁。20多天前胸部先发红斑一块，2～3天后在胸背、腋窝等处，相继出现多数小颗粒及红斑，剧痒。现皮疹增多，漫及小腹部。已用西药维生素 B_{12}、痒苦乐民等，不见效果。发病后觉心中懊热异常，口干喜饮，大便数日未解。检查：在胸、背、腋窝及小腹等处，见多数豆至蚕豆大小的丘疹及斑疹。斑疹呈圆形或卵圆形，后者长轴与皮纹相一致，色黄红。皮疹分布以腋窝为多，且较密集。舌质偏红，苔薄黄。诊断玫瑰糠疹，属风热血燥之证。予以疏风泄热，凉血润燥为治。

处方：生石膏30克、生地9克、赤芍9克、紫草15克、当归9克、胡麻仁9克、牛蒡子9克、蝉衣5克、苦参9克、白蒺藜9克、制大黄9克、生甘草3克，外用解毒洗剂。

上诊5剂。药后疹色明显变淡，痒亦得轻，唯大便次数增多，每日4～5次，稀水样。故上方去制大黄，连服20余剂，发疹大部消退，存色素斑，再予成品消风合剂加以巩固。

玫瑰糠疹虽为一自限性疾病。但有些病例往往迁延数月不见消退。瘙痒程度亦大有不同，以剧痒者为多。本病多因血热之体，复感风邪，风热交加，闭塞腠理，不得疏泄而致，急性者往往色泽鲜红，慢性者则红中带黄或紫。慢性久治不愈者，试以活血祛风论治，可望有效。

二十八、系统性红斑狼疮

胡某，女，20岁。患者面、鼻部起红颗粒20多天，轻痒。颗粒日渐增多，并融合成斑片而扩大，色红，日光照射后更红，伴低烧及咽痛，饮食、二便如常。检见二面颊及鼻梁中央，均有大小不等的水肿性红斑，色鲜红，相连如蝶形，下唇部有红斑、溃疡。舌红苔黄，脉数。诊断为系统性红斑狼疮（毒热炽盛证）。病属初起，乃心脾积热，复受日照，二热相搏，阻于肌肤而发病。故治以清热凉血。

处方：生石膏30克、生地15克、丹皮10克、黄芩10克、玄参10克、赤芍10克、芦根30克、茅根30克、女贞子10克、生草3克。外涂黄连膏，并嘱注意避免日晒。

上药服七剂后，面部红斑开始变淡，部分消退而显色素脱失，唇部溃疡亦已愈合。舌尖尚红，全身情况良好，再予原方续服。服药近一个月，面部红斑除极小部分尚有发红外，其他部均已消退。故改以二至丸滋肾养阴，长期服用。

系统性红斑狼疮，特别是病久累及内脏者，须按脏腑辨证，分型论治，至为重要。须随证加减，如皮损潮红明显者，可加凌霄花、鸡冠花、玫瑰花；关节疼痛者，加秦艽、独活、透骨草、乌蛇；咳嗽多痰者，加桔梗、杏仁、沙参、款冬花、紫苑、百部、半夏、瓜蒌皮；纳呆，加鸡金、谷芽、麦芽、神曲、砂仁；盗汗，加浮小麦、糯稻根、碧桃干；浮肿，加茯苓、白术、苡仁、泽泻；头晕，加茺蔚子、钩藤、菊花；心慌，加紫石英、石莲子，胸闷气郁者，加川朴、苏梗；皮肤瘀斑者，加仙鹤草、藕节炭、茜草根、侧柏炭；口舌溃疡者，加川连、本通等。

在系统性红斑狼疮急性发病期，患者病情重笃、症状明显时，应配合皮质类固醇激素或免疫抑制剂等进行中西医结合治疗，以进一步提高疗效，较之单用西药或中药为佳。待急性期过后，全身症状已被控制，以及慢性盘状红斑狼疮患者，可以丸药调理，提高机体抵抗力。如二至丸、六味地黄丸、杞菊地黄丸、知柏地黄丸、金匮肾气丸、大补阴丸等，长期服用。

二十九、眼、口、生殖器综合征

李某，女，32岁。近数月来，口腔内常反复发生浅在溃疡；左侧小阴唇部亦有溃疡频发，溃疡初为针头大，逐渐增大，至今不消。左眼经常发红两年，并伴左鼻泪管不通多年。平日皮肤常起小脓疱，注射后针眼处亦可发生脓疱，伴低烧、头痛、关节酸楚等全身不舒，月事不正。幼时曾患淋巴结核。顷诊口腔黏膜及舌缘有数个针头至粟粒大浅在溃疡，边缘发红。左侧小阴唇肿胀，其内侧亦有数个约黄豆至蚕豆大较深的溃疡，表面有少量分泌物。腹股沟淋巴结可扪及肿胀，四肢皮肤散在少数与毛囊一致的小脓疱。眼科检查，左眼结膜充血，内侧有疱疹性斑翳。诊断为眼、口、生殖器综合征。当时因阴部溃疡呈坏疽形，且舌淡苔薄，故试用某地白塞病经验方。

处方：制附片6克、桂枝6克、半夏9克、陈皮5克、归尾9克、赤芍9克、红花9克、三棱6克、莪术6克、茯苓9克。

服药3剂，来人代述仍有发烧，且咽干明显。为观察效果，仍予原方5剂。10天后病人来诊，述服药后口腔溃疡增多，奇臭难闻，且有鼻衄，发烧升高达38～39℃。小便黄赤，大便干结，舌光无苔。据此，似因前方药性过于燥热，反致火热炽盛，伤及阴液，故改投清热凉血养阴之品。

处方：黄柏9克、牛膝9克、知母9克、银花15克、连翘9克、生地9克、天花粉9克、玄参9克、芦根15克、生草3克。溃疡局部撒以绿袍散。

20天后再诊，述服上药后病情已有改善，口腔及阴部溃疡均呈消退之势，皮肤脓疱减少，唯口腔内尚有个别新疹发出。为进一步提高疗效，乃参用本院张老治本病之清苦泄热法化裁。

处方：黄连3克、黄柏9克、生地12克、丹皮9克、赤芍9克、人中白9克、知母9克、木通3克、玄参9克、甘草5克。

再诊时云，连服上方至今，口腔溃疡已全部愈合，阴部溃疡亦基本愈合，创面清洁。仍守原意续治而愈。

第六章　医话与文选

第一节　管汾文选

管汾教授从事中西医结合皮肤科临床、教学及科研工作近60载，对很多皮肤疾病都有深入地研究，由于年代久远，有不少经典的内容已经不在，以下仅选择部分他的讲稿和论文。

一、对中西医结合治疗皮肤病初探

中、西医药学是在不同历史条件下发展起来的二种不同的医药学理论体系。中西医结合就是要吸取二者之精华，取长补短，创造出我国独特的新医药学派。近年来，全国各地在中西医结合方面已做了不少工作，取得了很大成绩。现将有关皮肤病中西医结合工作以及我们在临床实践中的体会初步探讨如下，以供参考。

1. 运用辨病与辨证相结合方法进行中西医结合

"辨证"是中医治病的前提和依据，"证"是病变的部位、性质以及发病原因和条件等各方面因素的概括，因此通过辨证就能够更接近了解疾病的本质，并针对它而制定出正确的治疗方药。"辨病"是通过对疾病各方面的详细观察和运用现代医学的各种检查手段来诊断疾病的方法，一般有较严格的客观指标，治疗针对性强为其特点。因此，"辨病"与"辨证"相结合是当前中西医结合工作中较为常见的一种形式，具体做法可从以下几方面着手。

（1）西医辨病，明确诊断，然后中医辨证论治，或以中医辨证为主、结合西医辨病治疗。例如湿疹、皮炎为皮肤科多发病，临证屡见不鲜，根据其症状特点，西医"辨病"明确诊断并不困难，但治疗尚欠满意，若结合中医"辨证"，分型论治，则收效较佳。国内杨氏报告将湿疹、皮炎辨为热盛型、湿盛型、血热型、血虚风燥型，分别予以清热、利湿、凉血、润燥等法则施治100例，结果痊

当代中医皮肤科临床家丛书

管汾

愈率达87%，好转12%。这种方法也是我们在临床上常用的，例如寻常型银屑病，首先根据其皮损特点、发病部位、好发季节以及皮肤活检等先予明确诊断，然后加以中医辨证论治。我们认为本病多因感受风寒或风热之邪，郁于肌肤，久则化热生燥，导致肌肤失养所致，结合其临床特点，分为风盛血热和风热血燥二型，各予清热凉血、去风止痒以及养血润燥、祛风止痒法为治，共治疗120例，有效率为85%。再如多形红斑，过去多见于春秋季，近年来亦见冬季发病者，按西医"辨病"固属不难，然无特效治疗。但按中医"辨证"则可辨为湿热蕴结证和风寒血瘀证两型，分别以清热利湿和温经散寒法论治，收效较佳。由此可见，西医"辨病"结合中医"辨证"是探索中西医结合的一种方法。

在中医"辨证"基础上，结合西医"辨病"以提高中医辨证疗效的方法，是"辨病"与"辨证"相结合的另一形式。例如带状疱疹与传染性湿疹样皮炎，二者临床表现均有水疱、潮红、糜烂、渗液等湿热之象，治法均可以清热利湿从治。然按西医"辨病"，二者在症状上虽有相似之处，但其发病原因不同，前者系病毒所致，后者则属病灶感染所致的变应性皮肤病，若在此"辨病"基础上在带状疱疹的清热利湿方中加入板蓝根、大青叶、紫草等具抗病毒作用的中草药，而在传染性湿疹样皮炎方中添入有消炎杀菌的中草药如紫花地丁、蒲公英、半边莲、蚤休等，就可显著提高疗效，这种方法较好地体现了"辨病"与"辨证"相结合的优越性。

（2）在某些疾病中，"证"与"病"虽然同时存在，但可根据病情的轻重、矛盾的主次，分别采用"舍证从病"或"舍病从证"的不同方法。例如疣类皮肤病，其皮损表现可为多形的丘疹，自觉症状轻微，若按中医辨证，祛风清热或养血柔肝论治，收效不著，其时若"舍证从病"，针对其病毒性感染的病因，选用一些有抗病毒作用的中草药来治疗，效果较为满意。如我科采用具抗病毒作用的板蓝根、大青叶、薏苡仁、紫草四味中草药组成板蓝根合剂治疗扁平疣，有效率为58.6%。杜氏报告用板蓝根注射液治疗各种病毒性皮肤病，对疱疹组病毒性皮肤病疗效满意，对赘疣组病毒性皮肤病，特别是扁平疣均有疗效。

在某些情况下，有的皮肤病诊断暂不明确，或诊断虽明而西医无法治疗时，则可采用"舍病从证"的方法。例如下肢皮下结节性皮肤病是一组包括很多种皮肤病的疾病，其病因常不明了，虽经各项检查有时诊断仍难明确，此际可暂舍"辨病"，而从"辨证"，抓住红肿、疼痛的症状特点，予以清热利湿、活血通络，可望收效。又如神经纤维瘤为皮肤良性肿瘤，西医除切除外，别无良法，而根据中医辨证，则可试以消炎软坚、活血破瘀之法，从而体现中医辨证之特点。

（3）无"病"从证和无"证"从病。所谓"无"字并非真"无"，而是指在临床上，有些疾病往往症状不明显，或症状虽然明显，但由于种种条件限制暂时查不出阳性结果。此时可采用无"病"从证或无"证"从病的方法进行治疗。带状疱疹是一种病毒性疱疹性皮肤病，中医辨证为肝经湿热或脾湿内蕴所致，经清热利湿或健脾除湿法治疗后，皮疹往往可以较快消除而痊愈。但某些老年性患者疾病虽愈，疼痛尚存，此时若施以无"病"从证法，按中医辨证，予以舒肝理气、活血通络，柴胡疏肝饮或川楝子散加减，并配合针刺或磁疗，收效颇佳。"疖病"一症，系化脓菌侵入毛囊及周围组织而引起的深在化脓性炎症，反复发病，不易痊愈。在发病严重时，中医辨证属毒热炽盛，当以清火解毒，五味消毒饮从治，治疗后疖肿虽可消失，但不能防止其复发。因此，此时虽无症状，但当设法提高病人抵抗力，扶助其正气以免病之再发，故在清热解毒的基础上增入扶正之品如黄芪、元参、党参、麦冬、当归等药，此为无"证"从病之例。

（4）辨病与辨证分阶段论治的结合：在疾病发展的不同阶段中，使用不同的中西医药，或侧重于中医辨证用药，或侧重于西医辨病用药，或中西药同用。例如寻常性天疱疮是一种较为罕见，病情严重而预后不良的大疱性皮肤病，在疾病急性发作时，皮肤黏膜有多数大疱、糜烂，并伴发烧、畏寒等全身症状时，根据我们体会，若单按中医辨证予以清热解毒或凉血清营法治疗，很难控制病情。为防止病情恶化甚至危及生命，此时当急授大剂量皮质类固醇激素并补充维生素及抗菌素等西药以预防继发感染。待病情基本控制，其时激素可渐予减量，或加用有激素作用的生地、元参、甘草之类中药以替代激素，待症状大部消退，再以中药清脾除湿或养阴益气调理。这种分阶段有重点的灵活施用中西医药是中西医结合中一种较为优良的方法，可相互配合，提高疗效。同样，在系统性红斑狼疮、某些红皮病等皮肤病中都可适当的采用这种辨病与辨证分阶段论治的结合。

2. 运用中西医理论指导中西医结合

（1）以中医理论指导结合：祖国医学含有极其丰富的理论学说，它的概括性强，容易接触到事物的本质，因此，运用中医理论指导结合是中西医结合的重要方法。例如陕西林氏等根据中医理论"治风先治血、血行风自灭"的学说，设想以四物汤为基础方，结合临床表现，随证加味治疗荨麻疹 115 例，结果治愈 68例，占 59.1%，有效 39 例，占 33.9%，总有效率为 93%。

"异病同治"是中医在临床上常用以指导治疗的一种重要法则。上海华山医院等单位认为皮肤表现如块状物、赘生物、结节、皮肤粗糙、肥厚起鳞、皮肤变硬、关节不利、肢端发绀、毛细血管扩张、皮肤水肿、苔藓样变以及唇舌青紫等，都属中医"血瘀"范畴。因此，应用活血化瘀方药对具有上述"血瘀"症候的银屑病、疣、紫癜、硬皮病、红斑狼疮、静脉炎、肢端发绀症等15个病种，280例患者进行辨证论治，取得优良的疗效。他们认为以上15种疾病的病因虽然不同，但病邪干扰机体"气血"功能造成"血瘀"的证候则是共同的。因此，在中医"异病同治"理论的指导下采用活血化瘀法治疗取得成效。我们以清代王清任所创处方中通用的六味活血药，即当归、丹参、赤芍、川芎、桃仁、红花为基本药物，然后结合各种疾病不同的病情加以辨证，配伍其他药物组方，共治疗结节性红斑、多形红斑、过敏性紫癜、扁平疣、银屑病等51例，亦收到较好的疗效。同样，文献报告，根据中医理论"通则不痛、不通则痛"，临床上对很多以"痛"为特点的疾病，如冠心病、血栓闭塞性脉管炎、结节红斑、宫外孕以及部分急腹症等，都可采用活血化瘀、疏经通络的法则来辨证论治而取得疗效，这些都是应用中医理论"异病同治"来指导中西医结合的很好例子。

（2）以西医理论指导结合：西医有现代医学的检查方法，对药物的研究也有科学的实验。因此，西医对疾病发生和发展的认识比较深刻，用药针对性强，所以用西医理论来指导中西医结合也是一种很好的方法。四川省中药研究所根据中药茵陈油在试管内有较强的抗浅层真菌作用的实验结果。使用茵陈挥发油醋剂治疗体癣、足癣20例有效。抗疟药氯喹有增加皮肤对紫外线耐受性、抗炎症及抗组织胺等作用，可以治疗多形性日光疹、红斑狼疮、酒渣鼻、血管炎等一类对光敏感及变应性皮肤病。据此，中医研究院皮肤科应用从中药青蒿中提取出抗疟有效成分青蒿素治疗慢性盘状红斑狼疮16例及系统性红斑狼疮6例，均取得满意的效果。

银屑病是临床上较常见的顽固性皮肤病，病因至今不明，但根据其病变部表皮细胞转换时间较正常皮肤快6~7倍的情况，目前国内、外倾向于用抗癌制剂治疗都能取得一定的疗效。南京地区过去曾应用具有抗癌作用的中草药如菝葜、山豆根等治疗银屑病均取得效果。最近我们开始试用中药雷公藤治疗本病亦取得了可喜的苗头，现在继续试治中。此外，我们根据文献报道中药藿香、大黄对真菌有抑制作用的依据，配制了以此二药为主的浸泡剂治疗手足癣，经十多年的临床使用，证实有效，受到病者欢迎。以上这些应用现代医学知识和实验研究资料指导中西医结合，实践证明是一种较好的中西医结合。

（3）中西医理论共同指导结合：小夹板治疗骨折就是运用中西医两套理论共同指导的中西医结合典范。江苏皮肤病防治研究所从中药茵陈中提取对羟基苯乙酮提高灰黄霉素作用治疗头癣，也是这方面结合得较好的一个例子。从 1958 年临床应用灰黄霉素治疗各种皮肤真菌病以来，证实对头癣病有很好疗效。但灰黄霉素微粒不溶于水，在口服后仅 45% 左右为肠道吸收，其余大部分由大便排出，而胆汁、胆盐等表面活性物质可增加其在水中的溶解度从而促进其吸收。据此，江苏皮研所结合中药茵陈有清热利胆的功用，尤其是它的有效利胆成分——对羟基苯乙酮在动物实验中有明显的利胆和增加胆汁分泌的作用，因之在临床上试用 15mg/（kg·d）的对羟基苯乙酮加灰黄霉素常规用量的一半量，即 7.5mg/（kg·d）治疗 75 例中型及重型黄癣患者，并以相似类型的黄癣患者 84 例单服同样剂量灰黄霉素作对比研究，结果前一组的疗效达 86.7%，而后一组疗效只有 54.8%，统计学处理，二者有非常显著的差异。重庆市第一人民医院报道以灰黄霉素并服茵陈煎剂治疗头癣 54 例取得 94.44% 治愈率，亦有力证实了这种结合法的科学性。

西药抗癌化学剂对肿瘤细胞有直接杀伤作用，但在杀伤肿瘤细胞同时往往亦杀伤了正常细胞，抑制人体免疫功能，出现白细胞、血小板减少和消化道、泌尿道等副反应。从中医理论来看，这些药物对疾病起有"祛邪"作用，虽能"祛邪"，但可伤害人体"正气"，所以在用药时，加用一些扶助正气、补肾生髓等药物，如黄芪、人参、沙参、白术、麦冬、鸡血藤等就可减少这些不良反应的产生。根据近代各地研究证明，这些药物能使机体网状内皮系统功能增强，提高抗病能力，因此符合中医"扶正"的意义，目前国内外应用这种"祛邪扶正"法治疗癌肿的报道较多。根据这样中西医理论的指导，我科在使用菝葜、山豆根、雷公藤等抗癌中草药治疗银屑病及恶性淋巴瘤患者，常配合使用有升白作用的养血补血药如丹参、鸡血藤、苦参等，并针对它们对消化道的刺激反应，佐以甘草、陈皮等和胃舒中之剂，既保证了疗效又减少了副反应，充分体现了运用中西医理论来共同指导疾病治疗的优越性。

3. 中西药结合在中西医结合中的初探

药物是治疗疾病的重要工具。因此，对促进中西医结合工作有着十分重要的作用。有关中西药的结合已有不少报道，我们在这方面也有初步尝试。

（1）用药途径上的结合方法：为了使药物发挥更大疗效，减少用药剂量，避免中药味苦，方便病人，可在用药途径上加以剂型改革。在临床上最常用的是以合剂、针剂、片剂等代替煎剂，这些剂型有用量小、疗效大、使用方便、克服了煎药麻烦等优点，如北京中医医院用马齿苋合剂治疗扁平疣及有渗出红肿的急性皮炎，地龙注射液治疗慢性荨麻疹及制斑素针剂治疗白癜风等。我们以古方凉血消风散加减配制成消风合剂，治疗以变应性皮肤病为主的各种皮肤病，如湿疹、荨麻疹、皮肤瘙痒症等共计 300 例，获 85.4% 有效率。此外，我们以具有消炎杀菌作用的中草药紫地丁和半边莲配制成丁半合剂治疗化脓性皮肤病，以及除湿合剂治湿疹，首乌合剂治斑秃均有一定疗效，颇得病者好评。中药蟾酥具有清热解毒作用，但因其性毒，对心脏、呼吸中枢等有抑制作用，故临床口服剂量极难控制，我们使用蟾酥针剂治疗银屑病及掌跖脓疱病，既获较好的效果，又兼有安全之优点。

（2）中西药组方配合制剂：这是根据中西药各自的特点组合而制成新的制剂的一种方法，既能发挥中西药各自的优点又能克制他方的缺点，以增强药效，减少副反应。我们在以上用消风合剂治疗变应性皮肤病有效的基础上，减少了原消风合剂中不必要的中药成分，适当加入了有抗敏、舒肌作用的安他乐、氨茶碱等西药制成了味甜易服的消风冲剂治疗小儿丘疹性荨麻疹，初步统计 130 例，约85% 有效率。这种中西药有机组合制剂为中西医结合创造良好的物质基础。

（3）提取分离中草药的有效成分：中药金银花药理试验证实，对金黄色葡萄球菌、白色葡萄球菌、非溶血性链球菌等皆有抑制生长的作用。上海华山医院皮肤科使用从金银花中提取的异氯原酸类化合物治疗脓皮病 36 例，总有效率为91.7%，其中尤以脓疱病疗效最高，且其效果较常用的青、链霉素和四环素族抗菌素为高。江苏省南京市皮肤科协作组报道从中药杭白芷中提取总香豆素制成酊剂和软膏，治疗白癜风 321 例，总有效率为 61.05%。以上说明使用中草药的有效成分是中西药结合的很好途径。

以上是我们对皮肤病在临床上的中西医药结合作了初步探讨。近年来有关中西医药结合的基础理论研究在国内外亦已开展不少，例如对阴阳学说、藏象本质、经络气血、治疗法则方面研究都有了可喜的苗头。在皮肤科方面如江苏皮研所对中医利湿法的研究、上海华山医院皮肤科对"血瘀"本质的研究，都为我们今后在深入开展皮肤病的中西医结合研究方面，提高了学习的榜样，我们一定要为加速创造我国的新医药学多作贡献。

二、谈对中医皮肤病学有贡献的三本古代医著

《诸病源候论》、《外科正宗》和《医宗金鉴·外科心法要诀》是三部古代医

学名著。在这三部医著中都有较大篇幅的皮肤病记载，对我们学习和研究中医皮肤病学具有十分重要的参考价值，可以说是我们从事中医皮肤病学工作者必读之书。

《诸病源候论》（以下简称《病源》）是由隋·巢元方等所编写的一部祖国医学经典著作。他总结了隋代以前的医学成就，集中论述各种疾病的病源与病候，是一部病因病理和证候学的专门著作。该书内容包括内、外、妇、儿、五官等科各种疾病，在外科病中又较突出地论述到皮肤病的内容。所以本书对皮肤病发病病因和证候的研究是十分重要的。

《外科正宗》（以下简称《正宗》）是明代陈实功所编著的一本外科专著。陈氏根据古人"治外较难于治内"的教诲，结合当时对外症治法的贫乏和讹传，发奋勤学，专心研习，将其临床实践四十余年的经验，不遗余力，苦心编写，至耄年始竟该书。《正宗》在中医外科医书中，曾以"列症详，论治精"见称，一向为学习和研究中医外科者所重视。其内容虽已外科病为主，但也记载了不少有关皮肤病的资料，故对于当今学习中医皮肤病学也是很有价值的。

《医宗金鉴》（以下简称《医鉴》）是一本由清代吴谦主编的古代医学巨著。该书搜集了自三皇至清朝乾隆年间的新旧书籍、家藏秘书及世传经验良方，加以分门聚类地予以精心整理，并修正、注释和补充了前人之不足，经集体编写而成。《医鉴》是一部临床各科的综合性医书，内容比较系统概要，有易于掌握运用的特点，特别是有关各科疾病的诊断、辨证治法以及方药等，对继承和发扬祖国医学遗产是十分有用的。原书共两部，人民卫生出版社印行后将其分为五册，其中第四分册为《外科心法要诀》（以下简称《外法》），内容以外科为主，但其中不乏皮肤疾病，因此对当前中医皮肤病临床工作者有相当重要的参考价值。

以上三本中医文献在编写形式上各具特色，在内容上各有侧重和异同。现就从编写形式，皮肤病病种、命名、病因、症状和防治方面的主要特点予以分别介绍如下：

1. 在编写形式方面

《病源》的编写形式主要是以证候来进行分类，他将隋代以前和当时的各种病名证候，加以整理，分门别类，使之条理化和系统化。他的分类方法，是首先分科，就全书内容来看，比较明显的是从内科到外科、妇科、儿科。如卷 1～27 注重论述内科病，卷 28～30 重点在五官科疾病，卷 31～36 注重论述外科病，其中尤以卷 35 为专论皮肤病，卷 37～50 则注重论述妇科及儿科疾患。在各卷内设门若干，门下设候，门和候内则又按病因、病理、脏腑、症状加以分类，各有特点，互相补充。这种分类方法在当时是比较科学的，并已具有为后世临床分科的指导思想，特别是已经注意到将皮肤病加以归类，这在古代皮肤病史上是首见的，而且在卷50的儿科病中，又专门将小儿皮肤病归纳在一起以示与成人有别，这也可以说该书在倡导小儿皮肤病的分支上已具有萌芽思想。《病源》的分类方法对唐代以后的医学影响是很大的，如宋代《太平圣惠方》、明代《普济方》多沿用本书体例。由于本书是以病因病理学为主的，故内容很少论及方剂药物，但最后引用《养生引导方》等，作为防治疾病的方法，这又是他的特色。

《正宗》全书共有四卷，每卷各设一门，门下立论若干。卷1~3的内容基本上包括了中医传统的骨伤、痔、喉、眼、瘿瘤、疮肿等科疾病，卷3中有四论及卷4杂疮毒门的内容则主要以皮肤外症为主。各论的编写形式基本一致，首先为一般类似概论的文字叙述，或长或短，内容包含该病的病因、病理、证候、治法、方药和调理预防等等，字数不多，但涉及较广，故云"列症详"。在治法中，每个病少则1~2方，多则10余方，如结毒主治方有13方。每个治方的方药均按君臣佐使次序，用七字一句的四句诗歌概括，结构严密合理，有法有度。例如"当归饮子"歌云："当归饮子芍芎芪，生地防风白蒺藜，甘草何首乌荆芥，诸风疮痒服相宜"。诗歌下列主治病证，药物剂量，药物制法和注意事项等等，确实达到"论精治"的目的，这种"统以论，系以歌，殿以法"的编写形式，对读者易于理解和记忆，为本书之特色。

《外法》共有16卷，每卷内以人体部位分类，每一部内列疾病若干，例如卷63内有头部和面部，头部内有百会疽、油风、秃疮等20个病，面部含面游风，燕窝疮等17个病，对无固定部位或泛发全身的疾病则另设"发无定处"部，而对婴儿好发的皮肤病又另设婴儿部，在当时科学还不十分发达的时代，提出这样以部位来进行分类的方法实属难能可贵，因为这种分类法的系统性强，检索性快，所以至今还为后人所沿用。《外法》在每个疾病的写法顺序上，先是用七字一句的四句诗歌将该病总的内容加以概括介绍。这些诗歌文字通俗易懂，朗朗上口，形象生动逼真，例如白屑风："白屑风生头与面，燥痒日久白屑见，肌热风侵成燥化，换肌润肤医此患"。紧接诗歌下为注:，此段内容也即是上面诗歌的延续和解释，集该病的病因、病机、症候、诊断、鉴别、治法、调理和预后等大全，十分丰富详细。接着即列出方药、治法、服法、并缀以四句方歌以记诵，此与《正宗》中相似。本书最为突出的地方是在各病中插入图形，图形均为整体人像，在人像上标出病发部位、皮损形态、大小。所绘人像极为逼真，面部还显示不同表情，给人印象极深，类似近代医书中的照片、图画。这种图文并茂的体裁，前人古书中虽亦有类似尝试，但就其插图之多，造型之真，为他书中少见，对后世的医书，特别是皮肤病学的编写起到一定的启发和指导性作用。

2. 在皮肤病病种方面

古代医书中无皮肤病专著，有关皮肤病的记载多散见于各家医著。而此三部著作中对皮肤病的记载比较集中，且都以专类分别。《病源》全书50卷，分67门，1720候，其中论及皮肤病的就有15卷，15门，307候，约占总数的五分之一。除疮病诸候和小儿杂病诸候5、6集中论述的皮肤病140候，其他多见于毛发病、面体病、四肢病、瘿瘤病、疔疮病、丹毒病、杂毒病诸候门中。《正宗》共有四卷，分四门，157论，其中所记载的皮肤病，绝大部分集中在卷四的杂疮毒门内，但在卷2～3中涉及的皮肤病，所占篇幅也不少，例如瘰疬论、瘿瘤论、鱼口便毒论、下疳论、杨梅疮论和结毒论等等。全书157论中，皮肤病病种为60余论，占总数五分之二。再从《外法》来看，全书16卷，其中论及皮肤病者有14卷，14卷中共有外科疾病330种，其中皮肤病为80余种，占总数的四分之一。由此可见，这三部医书中对皮肤病的记载相当多，对皮肤病病种的收集亦是相当广泛的。就其所记载皮肤病的性质来说，实际上包括了现代医学上的细菌性皮肤病，如黄水疮、发际疮；病毒性皮肤病，如缠腰火丹、枯筋箭；真菌性皮肤病，如秃疮、圆癣；寄生虫引起的皮肤病，如疥疮、阴虱；物理性皮肤病，如冻疮、牛程蹇；变应性皮肤病，如瘤、胎敛疮；神经功能障碍性皮肤病，如顽癣、痒风；色素性皮肤病，如黧黑斑、白驳风；红斑鳞屑性皮肤病，如白疕、风瘙；血管性皮肤病，如脱疽、血痹；疱疹性皮肤病，如天疱疮、火赤疮；结缔组织疾病，如痿痹；皮肤黏膜性疾病，如口糜、唇风以及皮肤附属器疾病，如肺风粉刺、鬼舐头等等。此外，还有专门论述梅毒的杨梅疮；皮肤结合的瘰疬；麻风病的大麻风；皮肤肿瘤的瘤候等等。由上可见，这三部古医籍中所记皮肤病范围之广实令人叹为观止。

3. 在皮肤病命名方面

三部医书中皮肤病的病名大都是根据医家临床经验或民间群众俗称而命，分析其命名方法，大致有以下几类：

（1）以发病原因命名：如漆疮、肺风粉刺、痘风疮、狐尿刺等。

（2）以发病部位命名：如面游风、酒皶鼻、缠腰火丹、肾囊风、手足皲裂等。

（3）以发病季节命名：如冻疮、夏日沸烂疮、桃花癣等。

（4）以发病年龄、性别命名：如大人口破、妇人阴疮、胎瘤、奶癣。

（5）以皮损形态命名：此类命名的皮肤病较多，如蝼蛄疖、燕窝疮、肉龟、月食疮、鼠乳、鹅掌风、猫眼疮、翻花疮。

（6）以病变色泽命名：如白驳风、赤游丹、黄水疮、黧黑斑等。

（7）以性质特征命名：如干癣、湿疥、热疮、痒风、顽癣等。

（8）以皮损大小命名：如大麻风、暑令疮毒小疖、痱等。

（9）以特殊气味命名：如狐臭、臭田螺等。

（10）以民间俗称命名：如汗斑、鸡眼等。

以上这些中医皮肤病病名，用现代医学皮肤病名来对照，有的是同病同名，如雀斑、胼胝等；有的是同病异名，如银屑病与白疕；有的是异病同名，如牛皮癣。有的西医一病包括中医多病，如湿疹，中医病名有旋耳疮、㾦疮、浸淫疮；有的中医一病包括西医多病，如臁疮可能指各类小腿溃疡之统称，瓜藤缠可能为下肢红斑结节类疾病的统称。

4. 在皮肤病病因方面

有关皮肤病病因的论述，在这三本医书中均有记载。但对病因的观念，有较新或独特的见解，则又以《病源》为首。该书不单是因为病因病理的专著，而是由于其认识已接近于现代科学的水平。例如对疥疮的认识，疥候云："湿疥者，小疮皮薄，常有汁出，并皆有虫，人往往以针头挑得，状如水内瘑虫"。说明距今一千多年前，巢氏已认识到疥疮是由寄生虫引起，在当时没有显微镜的情况下能有此见解实属难得。此外，对漆疮（漆性皮炎），已知道患者有体质禀赋的因素，云："漆有毒，人有禀性畏漆，但见漆便中有毒，……"不单如此还知道"亦有性自耐者，终日烧煮，竟不为害也"。可见其实践经验之丰富。此外，还认识到，"白秃之候……不痛而有微痒，对其里有虫，甚细微难见"。冻疮为"风雪寒毒之气"，沸子为"风热毒气"引起；肉刺是"由著靴急小，指相揣而生也"；黑痣为"生而有之者"；酒皶为"此由饮酒，热势冲面……"等等。《正宗》中提到对皮肤病病因的认识，有数处较为切合实际，如认为体气"……此因父母有所传染者"；阴虱"又名八角虫也，……生此不为清洁"。对恶虫叮咬的论述亦甚精辟，如指出："蜈蚣用锥，蝎蜂用尾，恶蛇以舌螫人"，"蝎有雌雄二种，雄者螫人，痛在一处，雌者痛痒遍体"等等。《外法》对病因的认识多偏重于理论，但有的还是有一定的实践基础，例如大麻风注::"此证古名疬风，疬风者有毒之风也。……一因风土所生，或父母、夫妻、家人递相传承，或在外不谨，或粪坑、房屋、床铺、衣被不洁……"，从上可见，这三本书的作者，对皮肤病病因的认识都具有丰富的临床和实践经验，对现代中医皮肤病病因学的探索有很大的指导意义。

5. 在皮肤病症状方面

《病源》既是一本病因病理的专著，又是一本精辟的证候学，其中所载皮肤病的证候极为细微，除详述该病的证候诊断外，有的还附以鉴别证候。今举癞病一例，可观一般。诸癞候："凡癞风，……出觉皮肤不仁，或淫淫苦痒如虫行，……久而不治，令人顽痹。或汗不流泄，……或顽如钱大……锥刺不痛。……毒虫若食人肝者，眉睫坠落。……鼻柱崩倒，……语声变散。……肢节坠落。……顽痹不知痛痒。……然癞名不一。木癞者，……火癞者，……今癞者，……赤癞者，……水癞者，……"从这句摘要中可以看出，对麻风病的早期、中期以致晚期内脏病变均有极为生动和形象的描绘。最后还根据预后不同分木、火、金、土、水等不同种类的麻风，犹如现在医学的分型分类。在如对久癣候的论述："久癣，是诸癣有虫，而经久不瘥者也。……又有干癣，皮枯索痒，搔之白屑出。又有湿癣，搔抓顽痹，不知痛痒。又有牛癣，……其状皮厚，抓之强。又有圆癣，做圆文隐起，四面赤。又有狗癣，……其状微白，点缀相连，亦微痒。又有雀眼癣，作细文似雀眼，搔之亦痒痛。又有刀癣，……其状无匡郭，纵邪无定"。这段文字中所记的各种癣究竟指现在皮肤病学的何病虽不详，但其对八种癣的主观和客观症状都做了扼要的鉴别，类似现在医学的鉴别诊断。《正宗》和《外法》中对皮肤病症状也有较好的描述。如枯筋箭："初起如赤豆大，枯点微高，日久破裂，趱出筋头，蓬松枯槁"。体气者："腋下多有棕纹数孔"。风疳瘟："初起皮肤作痒，次发扁疙瘩，形如豆瓣，堆累成片"。发际疮中的肉龟："唯胖人项后发际，肉厚面多折纹，其发反刺疮内，因循日久，不瘥，又兼受风寒凝结，形如卧瓜，破烂津水，时破时敛，俗名谓之肉龟"。蝼蛄节："未破如曲猫拱头，破后形如蝼蛄串穴"等等。《外法》对某些皮肤病的病征的观察也很细致，如肛门作痒："……由虫蚀也。视其下唇内，必生小白疮；或耳之前后，结小核如串珠者是也"。以上对皮肤病症状的描述，都是管老从长时间的临床实践中所总结出来的，是我们后世学习的宝贵资料。

6. 在皮肤病防治方面

由于《病源》是以病因病理症候为主的，故书中很少论及方剂药物，但书中附有"养生导引"专篇，对疾病预防有所论述。《正宗》与《外法》中除有预防外，还列有丰富的治法方药，故可称补《病源》之不足。在《病源》"养生导引"中记录了日常生活如何注意预防皮肤病发生的方法不少，如"龙行气，叩头下视，不息十二通。愈风疥恶疮，热不能入"。近似现代的气功疗法。再如"并华水和粉洗足，不病恶疮"。"饱食而坐，不行步，有所作务，不但无益，乃使人得积聚不消之病，及手足痹，面目黧黚"。"当数易枇，枇之取多，不得使痛。……取多，血液不滞。发根常牢"。对皮肤肿瘤，若"不治，乃至堰大，则不复消"。《外法》中提到胎敛疮时云："乳母俱忌河海鱼腥、鸡、鹅、辛辣、动风、发物"也是预防皮肤病方法之一。

《正宗》和《外法》中所记载的治法方药，其特点为数量多，每病少则1~2方，多则10余方；二为详尽，对组方、药性、治法、用法等均一一交代清楚。《外法》更是集古人之经方与时人之验方，融为一体，全书共收方500余首，而与皮肤病有关的就有240余首；《正宗》中载方400余首，其中皮肤病治方近200首，均占总数的一半左右，其中很多治方至今还盛用不衰，例如内服药有消风散、防风通圣散、神应养真丹、祛风换肌丸、五福化毒丹、秦艽丸、浮萍丸等等，外治方如黄连膏、水晶膏、润肤膏、藜芦膏（治瘑疮）、夹纸膏、一扫光、臭灵丹（治疥疮）等等，不胜枚举，为我们发掘中医学遗产提供不少宝贵经验。

以上，我们从编写形式、皮肤病病种、命名、病因、症状、防治等六个方面来论述了《病源》、《正宗》和《外法》三本古代医著对皮肤病的贡献。可以看到，这三本医著对我们今天学习、研究和发扬中医皮肤病科学有着十分重要的作用。但也不可否认的是，由于历史条件的限制，这三本医著中也难免存在着不少带有封建色彩和糟粕之处。如《病源》中的"阴咒曰"、《正宗》中的"造孽报病说"、《外法》中的"十二时人神歌"等等。但这些在书中毕竟只占极小篇幅，只要我们正确运用辩证唯物主义和历史唯物主义的观点来对待继承和发扬的关系，是不会妨碍我们学习的。

三、人发中微量元素钴与白癜风关系的探讨

人体是由化学元素组成的，除了碳、氢、氧、氮、钠、镁、磷、硅、氯、钙、钾11种宏量元素之外，还有很多种含量极微的元素（成人体内总含量在4.2克以

下）称为微量元素，大多属于元素周期表中的过渡金属。高等动物体内的必需微量元素有铁、铜、锌、锰、钴、钼、硒、铬、锡等。必需元素有以下三个作用：①缺少其中一个金属就难以维持生命和生长，出现缺乏症甚至死亡；②补充该元素则缺乏症的症状消失，这种治疗作用不能完全由他种元素所代替；③该元素直接对机体发生影响，与机体的代谢有关。

必需微量元素在体内的作用主要是参与酶系统的催化功能，其方式大致可分为两类：①某些酶的催化作用过程中，需要有某种金属的辅助；②金属和酶分子的特定部位牢固地结合形成该酶的活性部位，即金属酶。此外，有的必需微量金属不构成酶的活性部分，但为维持酶分子具有活性的结构所必需。

近年来，工业化、都市化给人们带来了很多好处，但也造成了一些环境污染，其中有的是因有害元素的增加如铅、汞、锡等的污染，有的是因为大量有毒害作用的有机物进入环境的污染造成了人类必需的微量元素减少或缺乏，从而影响了人体健康，这种情况较以前越来越明显，越来越严重。

微量元素与皮肤病的关系，国内外都有研究。据报道，肠病性肢端皮炎与缺锌有关，可能与锌缺乏相关的有寻常痤疮、银屑病等。Menkes扭结毛发综合征、湿疹、天疱疮等与微量元素铜缺乏有关，脂溢性皮炎和头部糠疹与硒缺乏有关，还有人认为银屑病与缺乏钴和锰有关。

微量元素与白癜风的关系，有的认为与缺铜有关，有的认为无关。至今病因不明，我们则认为与缺乏钴有关。本文将报告114例白癜风患者患病期间头发中含钴量与用同样分析方法分析的1343例正常人发钴含量相比较的结果。

大家知道，人发是皮肤的一种附属器官，中医有"发者血之余，肾之华在发，血之荣以发"之说。现代科学证明发是一种代谢活动很低的含巯基（—SH）的角蛋白组织，是人体金属元素排泄的一个途径，所以人发犹如自动的天然的"录音带"，它能准确无误地反映过去各时期身体中许多微量元素的代谢变化和营养情况，而且由于它代谢低，且含巯基固定金属能力强，因此，人发中微量元素的含量比血清和尿液中高达10倍以上。我们用人发作为生物样品，用5－Cl－PADAB－Co分光光度法分析了白癜风患者在患病期间长出的头发中微量元素钴含量与用同样方法分析的相同性别，相同年龄的正常人发钴含量比较，发现被研究的114例白癜风患者发含钴量皆低。我们还分析色素沉着患者发钴含量，观察到与白癜风患者发钴含量相似的结果，我们认为白癜风与人体内微量元素钴长期低少或缺乏有关，微量元素钴在维持人体色素正常代谢中具有极其重要的作用。

实验结果与讨论

我们分析了 114 例白癜风患者发钴含量，其中男 60 例，女 54 例。从病情上分，局限性患者 70 例，泛发性患者 44 例，年龄范围 5～87 岁；病程从 2 个月～30 年；患者患处最小的为局限性拇指大小到泛发性约占全身 90% 面积的患者。和正常人 1343 例发钴含量相比较其差异性非常显著（$P < 0.0005$）。

可见各年龄组白癜风患者患病期间发钴含量均低于各该年龄组正常人发钴的含量。用 t 检验法进行显著性检验，发现差异性非常显著（$P < 0.0005$）。

我们将病情不同的患者分为泛发性患者和局限性患者患病期间发钴含量与正常人发钴含量比较。可见泛发性白癜风患者发钴含量较局限性患者发钴含量更低，只占局限性患者发钴含量的 78.9%，而两组正常人（一为 558 例，一为 785 例）发钴含量几乎完全一样。还有，无论局限性白癜风也好，泛发性的也好它们发钴含量较正常人都低，泛发性患者发钴含量更低，同样用 t 检验法进行显著性检验，其差异性都非常显著（$P < 0.0005$）。

白癜风的病因未明。我们认为钴的缺乏是其主要原因。钴作为维生素 B_{12} 的一个必要构分，为维持骨髓的正常功能，形成血红细胞所必需，又能促进核糖核酸的合成而影响中枢及周围神经的骨髓神经纤维的代谢。维生素 B_{12} 是自然界中一个最复杂的非聚合物，是生物学上用以处理疾病的最有效的化合物之一。钴还是某些酶的构分。人们缺乏钴可引起缺钴性恶性贫血，但人们也不能摄取过多，如以前人们大量饮用含 1.2～1.5ppm 钴的啤酒有的引起心脏病，甚至有的人因得心肌病死亡。在皮肤病方面维生素 B_{12} 可以用于脱发、带状疱疹、皮脂溢出、鳞屑性皮肤病，以及系统性红斑狼疮、维生素缺乏性舌炎等治疗。

据报道，白癜风较易发生于糖尿病、恶性贫血、胃酸缺乏和甲状腺过亢的病人中。我们认为这样就更加说明白癜风与缺钴有关系。因为糖尿病患者系糖代谢障碍。据报道维生素 B_{12} 对多种酶系统起着有利的影响，其中包括糖类代谢酶。恶性贫血，如前所述，本身就是维生素 B_{12} 缺乏所致的一种症状，当然并不是所有恶性贫血都是因缺乏钴所造成的。胃酸缺乏，是急性或慢性胃炎的常见症状，胃酸完全缺乏通常为慢性萎缩性胃炎及恶性贫血所致。据报道维生素 B_{12} 是形成消化道上皮细胞所必不可少的，如果维生素 B_{12} 缺乏，消化道上皮细胞形成发生障碍，那么胃功能将受影响，当然也包括胃酸过少。"甲亢"病人，据流行病调查，"甲亢"高发区的土壤中含钴量低少或缺乏，即"甲亢"病因之一与钴的缺乏有关。再者，有的人在精神受到刺激后发生本病，即认为与精神因素有关，同样说明与缺乏钴有关，如前所述，B_{12}能促进核糖核酸的形成，并直接影响中枢及周围神经纤维的代谢，如果钴这时低少或缺乏再加上精神受刺激后势必影响平衡，发生失调，障碍；因之精神障碍本身也与钴缺乏有关。还有，有的人认为白癜风是由于免疫的障碍引起的，大家知道免疫蛋白的形成本身就离不开钴，另外据我们研究类风湿关节炎、类风湿心脏病，与缺乏钴有关系。据此，不难推测，糖尿病、恶性贫血、胃酸缺乏、甲状腺功能亢进、神经障碍、白癜风等都与微量元素钴在体内含量低下或缺乏有关，它们互相之间可以互为诱因，但不是根本原因，再者，它们各自发生还有自身的因素。

据我们分析色素沉着的患者发钴含量和正常人发钴含量相比，观察到和白癜风患者发钴含量一样的低少，同样有非常显著性差异（$P < 0.0005$）。这说明微量元素钴对人体色素正常代谢起着极其重要的作用，就白癜风病来看，有的患者既是白癜风患者又是色素沉着病人。诸如大面积白斑中有黑色云片独立存在，其黑白对比度大得惊人，有的是白癜风斑块周围有色素沉着斑块等。

综上所述，我们认为白癜风系色素代谢障碍，以及皮肤微循环发生障碍有关，从患者体内微量元素钴的低少来看，钴对人体维持正常的色素代谢和促进、维持正常的微循环起着重要的作用，为必不可少的。

我们研究了白癜风发病原因，并且对部分患者进行了"虚补实泻，祛邪扶正"治疗，据目前治疗进展来看，其结果是令人鼓舞的，我们认为白癜风的防治问题是有希望得到解决的。

四、雷公藤治疗银屑病

运用雷公藤及其制剂治疗银屑病在我国已有多年的历史，如何正确认识和临床运用始终是一个重要的课题。

1. 雷公藤主要成分及药理作用

雷公藤泛指卫矛科落叶蔓性灌木雷公藤属植物的全根或去皮根木质部。雷公藤有150余个单体化学成分，如果进行化学分类，它们中有36个倍半萜化合物，33个二萜化合物，31个三萜成分，28个生物碱及29个其他类化合物，还有10多种微量元素，其中二萜类为主要活性成分。雷公藤属植物所含的二萜化合物属松香烷型，至今已从雷公藤植物中分得14种二萜化合物：雷公藤内酯醇（甲素）、雷公藤内酯二醇（乙素）、丙素、雷藤酮、雷醇内酯、山海棠素、雷酚酮内酯、雷酚新内酯、异雷酚新内酯、雷酚内酯甲醚、山海棠甲醚、雷酚萜、雷酚萜甲醚、雷酚萜醇。

大量研究表明，雷公藤内酯醇是其主要活性成分，也是主要毒性成分，且有效剂量与毒性剂量几乎相当，这大大妨碍了中药雷公藤在临床应用方面的进一步推广。

雷公藤的药理作用有抗炎、抑制或调节免疫、抗肿瘤、抗生育等，有研究采用体外培养的方法，比较研究环孢素 A（CyA）、雷公藤内酯醇（To）抗银屑病的作用机制，结果显示，两药都具备抑制 T 淋巴细胞增殖及 DNA 合成的药效，其中 To 对上皮细胞增殖有直接抑制作用，而 CyA 在药理浓度下未表现出抑制作用，CyA 的药效可能是针对 CD4 + T 细胞及有关细胞因子的。另有研究表明，雷公藤可使角质形成细胞增殖活性受抑制，此作用具有药物浓度依赖性；雷公藤可上调角质形成细胞 Bcl – Xs mRNA 表达，并随药物作用时间延长而增强；但雷公藤对 Bcl – 2 mRNA 表达则无明显影响。

2. 雷公藤治疗银屑病的临床应用

临床治疗银屑病，除传统的含雷公藤水煎剂外，临床主要用雷公藤多苷片（10mg/片），一般成人用量为每日 60～80mg，分 3～4 次口服，多用于治疗脓疱型、红皮病型及关节型银屑病，也可用于寻常型银屑病的急性进行期。我们在临床体会到，雷公藤治疗关节型银屑病疗效较好，可明显减轻患者关节疼痛，但对关节畸形无效；对脓疱型、红皮病型银屑病，轻者可单独使用，严重者必须配合其他药物治疗。

中国医学科学院皮研所早在 1977 年就报道用"513"溶液（即雷公藤制剂）治疗某些皮肤病，其中 9 例银屑病，结论是"疗效评价尚不能肯定"。为进一步探索雷公藤制剂的疗效，我科在"513"制作方法的基础上添加中药鸡血藤和甘草两味，制成"双藤合剂"和"双Ⅱ合剂"，观察治疗银屑病 193 例。"双藤合剂"和"双Ⅱ合剂"的区别在于"双藤合剂"是雷公藤乙醇浸剂，"双Ⅱ合剂"是雷公藤水煎剂，两者用药比例相同，皆为每 100ml 药中含雷公藤、鸡血藤各 50g、甘草 10g。使用方法：口服，每次 50ml，每日 2 次，30d 为 1 个疗程，连用 1～2 个疗程。结果：有效率"双藤合剂"为 86.20%，"双Ⅱ合剂"为 72.72%。其中有 81 人次发生不同程度的副作用反应，如头昏、乏力、胃痛、恶心、呕吐、嗜睡、浮肿、皮肤出血、口腔溃疡、停经等，在被检查的 50 例患者中，有 3 例白细胞总数下降到 3.0×10^9/L 以下。随后用雷公藤单味或复方煎剂治疗寻常型银屑病共 428 例，有效率达 72.7%～95.0%。为提高对红皮病型银屑病的疗效，笔者采用中西医结合的方法临床治疗红皮病型银屑病34例，中药以汤剂清营汤或清瘟败毒饮化裁，清开灵注射液静脉滴注，雷公藤多苷片口服，西药用支持疗法，抗生素治疗及维甲酸治疗，治疗4~8周，结果治愈28例，显效5例，有效1例，无效0例，取得较好的疗效。

3. 雷公藤不良反应

雷公藤的不良反应最常见的是胃肠道的黏膜局部刺激症状，包括胃脘部不适、恶心、呕吐，甚至腹泻、腹痛；其次是女性患者月经紊乱，经期延长或缩短，经量减少甚至闭经；个别男性患者生殖力下降。其他不良反应有胸闷、心悸，心律不齐，皮肤黏膜发现皮疹、溃疡以及色素沉着等。实验室检查见白细胞减少，肝、肾功能减退。有人收集了1983~1998年15年间中药引起肝损害报道427例，单味药主要为雷公藤（91例）。

雷公藤毒性最敏感的靶器官是胃肠系、造血系及生殖系，以消化道反应最为常见。消化系统的不良反应其中有75%与血液系统不良反应相伴出现，这可能由于单独发生的消化系统不良反应多以腹痛腹泻、恶心呕吐为主要症状，表现较之其他不良反应要轻亦较为常见，未能引起临床医生的注意或未予报告。提示使用雷公藤时，一旦出现消化系统症状时也许伴随而来的是另一更为严重的不良反应的出现，应引起重视。

雷公藤所致的不良反应中近半数为服用雷公藤多苷片所致，可能由于雷公藤多苷片为雷公藤提取物片剂，携带、服用方便，疗效较其他雷公藤制剂好而受到临床医生的青睐；同时，由于它是雷公藤的提取物片剂，所含的毒性成分含量可能较高，而造成的不良反应也较明显。

五、雷公藤对男性生殖影响的研究

雷公藤为一多年生攀缘性藤本植物，生长在我国浙江、安徽、江西、福建、广东及台湾省。雷公藤亦名莽草、黄藤根、黄药、红药、南蛇根、三棱花等，拉丁名Tripterygium wilfordii Hook. f.，属卫矛科（Celastraceae）。中医学中两千年前已作为药用，最早记载于《神农本草经》，至于《本草纲目拾遗》中所云"雷公藤"并非本品而蓼植物杠板归。近20年来雷公藤已被用于治疗类风湿关节炎、慢性肾炎、慢性肝炎及一些皮肤病，有一定效果。雷公藤的化学已研究了半个世纪，已表明含有糖类、生物碱类、二萜类、三萜类等物质。一般，雷公藤以去皮根煎剂入药；十余年前有人将雷公藤的根木质部经水提后再用氯仿提取，提取物经过柱层分离后得雷公藤多苷（GTW），后者已通过省级药政鉴定，由江苏泰州制药厂生产，并用板层及生物检定法控制质量。GTW 市售品为片剂，每片 10mg，规定治疗量每天 60～90mg。由于 GTW 仅含微量二萜类及生物碱类（雷公藤中之主要毒性物质）故其临床副作用比通常的水煎剂要轻得多。前已表明，GTW 可引起雄大鼠可逆性不育，临床回顾性研究也提示，本品可导致男子不育。但 GTW 是否确定地可引起男子不育，此项不育是否可逆以及是否会产生不良反应，则尚未系统研究。本工作即为此而设计。

（一）对象和方法

（1）对象：26 名轻型银屑病病人需用 GTW 治疗者，年龄 28～47 岁（平均 43 岁），已有 1～3 个子女。除有关皮肤病外，身体健康、精液常规在正常范围内，泌尿生殖系统检查无异常，近期内未服其他药品。

（2）药物及用法：GTW 片由江苏泰州制药厂生产，每片 10mg，批号 870110。剂量每天 20mg（1/3～1/4.5 临床治疗量），分两次口服。连服 4～6 月，即精子数据达不育标准 3 个月后停药；然后再继续观察 4～5 个月，至精子数据恢复服药前水平后 3 个月终止观察。

（3）观察指标：于治疗前以及整个观察过程中每月测定精液常规、尿常规、白细胞、红细胞、血小板、血胆红素、血尿素氮、SGPT、血清激素以及收集服药者的主诉；并定期测定外周血淋巴细胞微核率、染色体畸变率、姐妹染色体互换率及有丝分裂指数，T 淋巴细胞亚群分布和花环试验，精浆中游离左旋肉毒碱、果糖及酸性磷酸酶含量以及进行体检，包括泌尿系检查和睾丸大小。

（二）结果

（1）精液常规：服药 1 个月后精液中精子活率（$P < 0.01$）及密度（$P < 0.05$）均明显下降。2 个月后（总剂量 1.2 克）活率从服药前的 83% 降至 12% 而活力降至 1.2 级，即所残存 12% 的活动精子基本上仅能原地摆动，因而已无授精能力。继续服药至 5～6 个月，活率进一步下降至 6%～8%，活动力至低于 1 级。停药后 1 个月，精子密度及活率显著上升，而活动力高达 2.4 级，说明已恢复授精能力。停药 2～3 个月后所有精子数据均恢复至服药前水平。

（2）精浆生化：于服药前、服药 3、6 个月时及停药后 3 个月测定了精浆中肉毒碱、果糖及酸性磷酸酶含量。结果表明，服药时肉毒碱水平明显下降，停药后恢复，果糖及酸性磷酸酶则无明显改变。

（3）血清激素及其他：GTW 对所观察的激素、免疫、遗传及其他所有指标均无明显影响，数据将另文报道，此处从略。

（4）临床表现：除个别服药者有一过性上腹不适外，无其他明显副作用。所有 26 人的性功能及性生活均无明显改变。

（三）讨论

（1）GTW 治疗类风湿关节炎、皮肤病及其他疾病时，临床规定用量为60～90mg/d。本工作选择 26 例轻型银屑病男患者用小剂量试治，并同时观察有关指标。结果表明，服药1～2 个月可使男子不育，连服4～6 个月无明显副作用，而停药后1～2 个月精子数据恢复。为评价男性节育药的抗生育效果，精液常规检查目前仍为主要方法，其他如无透明带仓鼠卵试验、Kremer 试验及精子 ATP 测定等均仅有参考意义。在精液常规检查中又以精子活力最关紧要。精子活力可分为 4级，即 0，1，2，3（也有人称为 d，c，b，a 级）：0（或 d）级表示无活动力，1（或 c）级表示无前向运动（即只原地摆动），2（或 b）级表示缓慢前向直线或非直线运动，3（或 a）级表示快速前向直线运动。在正常情况下，50% 以上的精子应属 2～3 级。至于精子数量，大多认为正常者应在 $20 \times 10^6/ml$，但有人报道，精子数 $1 \times 10^6/ml$ 以下仍可使对方受孕。故除计数为零（无精子症）外，一般已不将其作为有无生育力的重要指标。本文服 GTW 2 个月后活动精子仅12% 而又基本无向前运动（1.2 级），因此，可以认为已无授精能力。如前述 GTW 的副作用较水煎剂为小，而本组所用 GTW 仅临床用量 1/3～1/4.5，未见明显副作用应在意料之中。

（2）在雄大鼠的研究中我们已表明，抗生育剂量的 GTW［10mg/（kg·d），8 周］在光镜和电镜下未见睾丸曲精管明显损伤，仅管腔中见脱落后期精子细胞，但此时附睾精子密度，特别是活率，已显著降低。因此推测本品可能主要作用于附睾精子及（或）后期精子细胞。

一般认为，肉毒碱为附睾功能指标，而酸性磷酸酶和果糖分别为前列腺和精囊功能的指标。因此，本工作表明，GTW 可能损及附睾功能，对其余二腺体则无明显影响。精浆中肉毒碱绝大部分来自于附睾，小部分来自精囊。因此，本工作更表明，GTW 所致肉毒碱下降纯系附睾功能受累而与精囊无关，因反映后者功能的果糖并无改变。

此外，服药后精子活率（力）的下降明显比密度的下降迅速而严重，停药后活率（力）又迅速恢复等事实，亦支持我们以前的推测，即抗生育剂量的 GTW 可能主要作用于后期精子细胞及（或）附睾精子。

（3）有报道，GTW 在动物有一定免疫抑制作用，但这些结果均为极大剂量腹腔注射给药后所见，并不能作为结论性的依据；动物用一般剂量口服给药，即未见此作用，GTW 临床应用已近廿年，并无免疫抑制表现的报道。本研究也表明，GTW 对所观察的免疫指标并无明显影响。此外，本工作更表明，GTW 对血液激素及有关遗传指标亦无明显影响。因此，均增加了本品的某一成分发展为男用节育药的可能性。但目前尚难预测其前景，还将有待于活性化合物的分离及其全面毒理学评价。

六、"冻疮酊"治疗冻疮681例临床疗效总结

冻疮是冬季常见的、多发的一种皮肤病，我组于 1981 年冬试用江苏省植物研究所研制的冻疮酊药水治疗各型冻疮 681 例。现总结如下：

（一）一般资料

681 例冻疮患者，男性 277 例，女性 404 例。年龄最小者为 10 个月，年龄最大者为 95 岁。对象以学生占多少，有 500 例，其他为工人、干部、教师等。病程在 1 年以下者为 109 例，1~5 年者为 442 例，5~10 年者为 87 例，10 年以上者为 43 例。

（二）治疗情况

（1）治疗病例：681 例冻疮发病型别按标准分轻型（局部皮损为红斑或紫绀）101 例，中型（皮损呈水肿性红斑，或有水疱、结节）393 例，重型（可有糜烂、渗出或溃疡）182 例。发病部位以人次计算，手部最多为 446 人次，其次为足（295 人次）、耳廓（102 人次）、面部（51 人次）。

（2）治疗药物与方法：药物为江浦制药厂供应的"冻疮酊"药水，内含松香、腊梅等中药。并以酊剂涂擦于患处，每日 2~3 次。并须注意局部保温，治疗以 10 天为一个疗程，最长观察期不超过三个疗程。

（3）疗效标准：痊愈（自觉症状完全消失，皮肤损害逐渐消退）；有效（自觉症状大部消失，皮肤损害有好转）；无效（自觉症状和皮损均未见改善或有加

113

重）。

（4）治疗结果：痊愈 473 例，占 69.46%；有效 167 例，占 24.52%；无效 41 例，占 6.02%。

（三）讨论

（1）冻疮主要由寒冷引起不同程度的炎症。本病好发于青少年时期，据本市某中学 318 个学生的调查，发病人数 196 个，发病率为 61.63%。在 681 例冻疮患者中，10～20 岁者最多，占 65.93%。青少年正处于发育生长和学习时期，患冻疮后对其各方面均有不良影响。因此冻疮的防治是很重要的。

（2）冻疮酊是以中药为主研制的中成药，目前市场上此类药水少见。我组治疗 681 例冻疮，总有效率达到 93.98%，故其疗效是比较满意的。从疗程来看，681 例中治疗一个疗程的有 486 例，其中尤以 4 天内为最多。因此从时间上来看，也是比较快的。

（3）从冻疮各型别的治疗效果来看，冻疮酊对轻度冻疮的痊愈率为 71.29%，有效率为 28.71%，总有效率为 100%，未见无效，说明早期治疗效果较好。对中度冻疮的总有效率为 92.96%，对重度冻疮的总有效率虽然亦可达 92.86%，但疗效长，一般需二至三个疗程，说明病情轻重与疗效、疗程有密切关系。

（4）冻疮酊治疗 681 例冻疮，无一例发现皮肤过敏现象，更无全身中度症状。因此，冻疮酊的局部使用是安全的。

（南京"冻疮酊"协作组，管汾执笔）

七、熏药治疗神经性皮炎

中医学遗产有数千年的历史，其中积累了许多丰富的宝贵经验。自从党中央和毛主席提出重视中医中药的号召后，各地医疗机构均纷纷掀起了向中医学习的热潮。近年来的事实表明，用中医方法有时可以治好某些西医所不能治疗的疾病。我们单位在 1955 年曾派医师到北京皮肤性病研究所学习，并初步掌握了用熏药治疗某些皮肤病的方法，回原单位后即结合了本地的条件试用了这种方法，半年来共治疗了 24 名神经性皮炎患者，这些患者患病部位为颈、臂、肩胛部和腿部，患病期由四个月至十年不等，经过 7～75 次熏治后，有改进者 11 例；皮损大部消失、瘙痒完全或大部消失者 9 例，痊愈者 4 例，效果尚称满意。兹将我们所用的方法，治疗情况发表于下，以供同道参考。

（一）治疗方法

1. 药物

熏药用药的处方（见吴纪悌同志所写"神经性皮炎"一文）。但在熏药期间大部病人在局部同时应用了松焦油泥膏、酚锌氧擦剂等外用药。

2. 用具

我们所用熏药的用具是用铁皮做成的一个特殊结构。

这个用具可分为上、下二部分。上部系一"Y"序形的空筒，空筒上端的二个筒口（可以供二人同时使用），在使用时可根据病人患病部位、皮损大小接上不同形态的硬纸套管。其下端的筒口是用来与下部熏炉做吻合的。熏炉构造似普通煤球炉，装有可移动风门甲、乙二扇，二风门之间有铁丝隔设置。甲门为加药之用，乙门为调节炉温之用。使用时将空筒的下端套在熏炉的上端，取燃着的炭块从甲门加入放在铁丝隔上，然后在炭火上盖上铁皮薄板一块，待铁板热至发红，即将药物撒布在铁板上，关好甲门。药物被燃后即放出大量浓烟向上冒升而从筒口与患部皮损接触。一般15分钟加药一次，每次量约为20克左右。每日早、晚各一次。最初每次熏20～30分钟，经过一定时期皮损有显著改进时，则逐步逐减为10～15分钟。总的次数可按皮损进步状况而定。

3. 操作中注意事项

（1）如前所述，熏药是由九种不同的草药所合成，药物必须均匀研碎。否则，某些药物不易燃着；而未研细的松香，又往往会引起火焰烧伤患者。

（2）熏药时温度不能过高或过低，过高则刺激皮肤发炎或起泡，使病人痛苦难以忍受，过低则不能起温热刺激作用。调节温度可利用乙门。

（3）熏时硬纸套管接头不能与皮损面吻合过紧，因为这样往往可使熏烟没有出口而增加其浓度及热力，并使炭火力亦因之减弱。

（4）不要把药物直接撒在燃着的炭火上，因为这样就容易引起药物一时的强烈着火而灼伤皮肤。可在燃着的炭火上先放铁皮薄板，待其烧红后再撒药其中。这样做既可节省药物，并可缓慢燃焕速度，保证熏烟浓度的均匀。

（5）经过熏治一段时间后（普通约一周），局部往往黏着一层很厚的黑色油垢物。这种物质在遇到火星时可突然燃烧起来，以致灼伤病人皮肤。所以应该经常检查，发现后即用刀子刮去。

（6）在熏治时为了避免浓烟刺激黏膜，建议病人及操作者都应戴上风镜和口罩以资保护。

在24例病人中，大都或多或少的有自觉的或客观上的改善；没有一例是毫无改进的。其变化过程一般在熏2~3次后瘙痒及皮肤紧张感即开始减轻，能控制4~5小时不痒。此后每次瘙痒时间缩短以至完全消失。局部皮损客观变化较缓，约熏5~6次后开始，至一周时可见浸润减退，皮肤变软，皮纹不著，丘疹变为更扁平或消失，损害边缘亦呈模糊而移行于健皮，最后可以完全变为正常皮肤。病人在熏后常诉局部有舒适感，有的并诉食欲亢进、睡眠良好、精神奋发、信心倍增。

（二）讨论

（1）神经性皮炎是一种相当顽固难治的皮肤病，由于原因不十分明了，故无特殊疗法。一般的外用药物、组织疗法、封闭疗法、睡眠疗法及X线治疗均可试用。就我们的经验看来，组织疗法，封闭疗法等虽有一定效果，但熏药疗法的疗效迅速以及变化显著，确有实用价值。

（2）熏药治疗的作用机制：熏的药物是由九种中药合成，我们查阅了一些中药书籍，对于这些中药在外用于皮肤上的效用提及很少。所记载的只有大风子油外用可治疥癣，白鲜皮为治诸疮之要药及五倍子为收敛药外。其他药物对皮肤作用都没有查到，尚有待深入研究。

除了药物作用外我们认为熏烟的物理作用亦是很重要的。这物理作用可能是利用烟的温热集中的对皮损表面神经末梢起刺激兴奋作用，兴奋通过中枢神经系统的反射机制，使机体全身状态和功能发生变化而诱致皮损获得改善。从有些病人在熏药过程中所表现的精神奋发、食欲睡眠改进看来，熏烟对机体全身性的作用是不可否认的。

（3）熏药治疗的规律性、次数、与疗效之关系：在有些病人往往因为时间关系不能每天按时来治疗，其进步此较缓慢，这是由于在间断期中局部可因发痒而搔抓致皮损再发。相反地由于住院可以规律性地每天进行熏药者，其效果的变化亦较迅速而牢固。一天熏二次的效果要比熏一次的好，因为每次熏药后可以维持数小时不痒，如果能在第一次熏后瘙痒重行出现前紧接着给以第二次熏药，则可保持病人少受瘙痒之骚扰，皮损处亦可避免搔抓刺激，患者夜间亦能得到很好安眠，这样，其进步速度必然较快。很遗憾的是我们的病例大多数是在门诊部进行治疗的，因为工作、时间或因经济等条件限制，病人常常不能按时来熏药，而且每日以一次者为多。由于同样缘故大部病人在熏到初步见效时就自动停止不来，我们相信，如果这些病人能坚持长期治疗一定可以获得更较满意结果的。

（4）疗后观察：我们对追踪观察做的是不够的，经常联系的只有四例。一例病人的右侧皮损在治疗后消退经 5 个月未复发。另一例病人在皮损消失后隔三个月电话告知未复发。但也有二例在治疗后经 4～5 个月复发，这二例都是在治疗至 90% 以上效果时，即痒感全部消失，皮损仅遗留极小范围时自动停药的。可惜的是我们对治疗后的效果判定未能用病理切片的观察来做准绳，所以对于复发问题还不能做出结论。

（三）结语

本文将治疗神经性皮炎所用的熏药之药物、用具、次数、时间、注意事项，以及治疗效果作了简单的介绍，供同道参考，以资推广。（本文承郭锡麟、戴骥盈二位主任指正，特此致谢）

八、牛皮癣及其护理

牛皮癣是一种相当慢性的、为一般门诊工作中时常见到的皮肤病，它的发生率按前苏联卡尔塔梅舍夫所著皮肤病病学教本中的记载，占全部皮肤病患者的 2%～3%；根据我院皮肤科统计数字约 2%～4%，二者相等。从这个数字来看，牛皮癣不是十分少见的，在皮肤科护理工作中占有相当的地位。本文拟将有关牛皮癣方面的知识及护理工作中应注意的事项作一介绍，以供同志们工作中的参考。

牛皮癣的临床表现：最初是在健康皮肤上出现针头大小的丘疹，可以迅速扩大或与邻近的丘疹相融合成片状斑块。这种丘疹或斑块的边缘清楚，隆起皮面，摸之有浸润感，呈淡红蔷薇色或暗红色。表面覆盖有重叠而干燥的银色鳞屑。用钝器刮之，可觅到细小的鳞屑片似云母状层层脱落，露出一层有光泽的白色薄膜，如果将此薄膜抓去，可在底下露出出血点，这种现象是牛皮癣的特征，临床上往往作为诊断的要点，产生的原因是由于真皮乳头层内毛细血管扩张之故。以上所述的情况是本病进展时期，亦即为急性期，在此期内，如果好皮肤受到机械性、物理性或化学性刺激时，可在刺激部出现典型的牛皮癣损害，如出现在打针后的针疤上，这种叫同形反应或柯氏现象。随后病情进入静止期，新的皮疹不再出现有的停止扩大，有的周围出现白晕。经过相当时日，损害可不经治疗或经过治疗后开始好转，进入退行期。此时，皮疹逐渐变平、变软，表面鳞屑减少，颜色变白，最后完全消退，留下暂时性的白斑或色素沉着，不久恢复正常皮肤的色彩。以上所述之分期，其界限并不明显，有时可能同时出现两个时期的发疹。

牛皮癣皮疹的形状众多，根据形状的不同称点状、滴状、货币状、环状、地图状、蛇行状和泛发性等。根据皮疹的性质亦可区分为脓疱性、浸润性、陈旧性、蛎壳状和疣状等牛皮癣。

皮疹发生的部位，最初往往在头皮，头皮上的大片斑块样损害常变成帽子状，故有牛皮癣冠样损害之称。以后对称性地在四肢伸侧及膝、肘关节等处出现，再后向全身各处蔓延，掌跖也不例外。皮疹数目多少不一，轻时仅有数个，严重时可布满全身，甚至变成全身性红皮病。全身性红皮病亦可在疾病进展期中由于内服砷剂或外用药的刺激所引起，此病形成后，全身皮肤发红、大片脱皮且伴有体温增高和食欲减退等症状。一般牛皮癣的皮疹可分痒或不痒，病程大致很慢，常常不医而自愈。但经常复发，多数是冬天加重而夏天减轻或消失的，这种叫冬季型。

除皮肤以外，有时黏膜上亦可见生银白色斑片，但极为少见。约有10%的牛皮癣患者可在指、趾甲部出现似针箍样凹陷或甲板肥厚等变化；有3%～5%的患者往往并发风湿样关节炎症状，关节肿胀疼痛，多见于手足的小关节，但膝、腰、脊椎等关节亦不例外。日久后被侵犯的关节可能形成强直。

发生牛皮癣的原因：目前尚不清楚，但有许多学说，其中以前苏联学者，A. T. 波洛特诺夫所倡的血管神经性障碍和 A. 乌赫恩等所提出的病毒学说最为主要，我们在临床实际工作中常常见到由于精神紧张或精神创伤后而发生牛皮癣的病人。其他如新陈代谢，紊乱特别脂肪代谢紊乱，内分泌腺体功能障碍和内脏疾病的关联等学说，都没有足够的论证。前苏联范捷耶夫认为这些障碍主要是由于中枢神经系统活动障碍所致的后果，所以这些现象应该说是牛皮癣的伴发现象而不是致病的原因。总的来说，牛皮癣是一种原因不明的皮肤病，其真正的原因尚待更深入的研究和观察。

牛皮癣的诊断：诊断并不困难，根据皮疹之惯发部位、表面银白色鳞屑、血露现象以及与季节的关系等，很易加以识别，但需注意与牛皮癣样梅毒疹、脂溢性皮炎、副牛皮癣、扁平苔藓、毛发红糠疹、盘状红斑狼疮或湿疹等相鉴别。

牛皮癣的治疗：由于原因未定，故本病无特殊疗法，但可以探用以下一些治疗，往往需要根据病情，用一种或数种合并治疗，但药物治疗仅能减轻原有的症状而不能制止其复发。

1. 全身疗法

（1）大量给予各种维生素，如维生素 A、B_1、B_2、B_{12}、C、和 D 等，可以口服或注射。

（2）内服砷制剂如弗来溶液或亚细亚丸，或用二甲胂酸钠肌内注射。

（3）非特异性脱敏疗法，如静脉注射 10% 溴化钠、氯化钙或葡萄糖钙等，亦可注射 10%～20% 次亚硫酸钠。这些药物都是作用于中枢神经系统而达到全身治疗的目的。

（4）内分泌制剂，如甲状腺剂、生殖腺剂等。用向肾上腺皮质激素和皮质素来治疗牛皮癣的价值不大，但对并发关节炎的患者可能有利。

（5）前苏联先进治疗如封闭疗法、组织疗法、睡眠疗法或自血疗法等均可试用。

（6）此外内服阿的平、奎宁及小量输血等对急性期或者有效。最近国外报告用 Aminopterin 的效果尚佳。

2. 局部疗法

（1）皮疹上可涂白降汞、水杨酸、雷锁辛、硫黄、煤焦油等合成的制剂，其成分按病情而增减。此外，尚有作用较强但毒性较剧的药物如驱虫豆素、焦性没食子酸、蒽酚等。这些药物应由低浓度开始逐渐升高，它们可以单独应用或数种合并使用以加强其作用。前苏联报告用牛皮癣素（Psoriasin）软膏的疗效很好，我们亦曾试用过，效用相当令人满意。

（2）紫外线照射，如合并使用煤焦油制剂，可以增加皮肤对光感的作用。

（3）此外尚有温泉浴、海水浴等治疗。对肥厚显著、治疗顽固的局限性皮疹可试用 X 线治疗。

在牛皮癣的治疗过程中，如果护理工作能得到良好和密切的配合，则可以加速疾病的治疗，下面就个人的体会谈谈护理工作中应注意的事项：

（1）上面谈过，精神紧张或创伤伤往往是本病产生的诱因，并且可以加重原有的病状，故首先要安定患者的情绪，使他对治疗建立信心；此外并须减轻工作量，日常生活也要有规律。

（2）如发现患者身体其他部分有病灶，如蛀牙，扁桃腺炎等，则需劝告去除，并说明病灶去除对疾病的好转或许有利。

（3）饮食方面要避免刺激性食物，如烟、酒、辣椒、咖啡等等，以减少患者情绪上的过度兴奋。有的学者认为限制脂肪的摄入量可能对疾病有些帮助。

（4）局部每次擦药前，最好先用热水和肥皂将表面附着的鳞屑尽量洗去，使药物擦上后易吸收。驱虫豆素是比较有效的，使用时必须注意：

①一般浓度不能超过 20%。

②忌用于头、面部，因刺激可以引起皮炎或结合膜炎。

③不可以用于面积广泛的皮损，以免因大量吸收而发生中毒。

④驱虫豆素对肾脏有毒性作用，故应经常检查小便，发现异常时，暂行停药。

⑤擦药应限于皮疹部位，不要擦到周围的健康皮肤上，否则可以引起剧烈的炎症。

⑥用药相当时日后，应有短期休息。

⑦与病人说明药物性质，如遇反应，随时通知医护人员。以上的注意事项如采用焦性没食子酸或牛皮癣素软膏时，亦同样适用。

（5）平时可嘱患者多晒太阳（但肺结核患者及夏季型银屑病患者除外），因日光中含有紫外线光谱，可能有利于皮疹的消退。

（6）在急性期间，要避免皮肤受到机械、物理或化学性刺激，因此不可用毒性过强的外用药，要用较温和的制剂。砷剂亦不宜使用，否则可增加皮疹的产生甚或促使形成红皮病，对身体影响很大。

（7）若已形成全身性红皮病，则需按红皮病的常规加以护理。

第二节　管汾创制的医院制剂的相关文章

一、口服消风冲剂联合窄谱 UVB 照射治疗玫瑰糠疹疗效观察

玫瑰糠疹是一种较为常见的炎症性皮肤病，本病虽有自限性，但病程较长，给患者的工作、学习和心理都带来诸多负担。为有效缩短病程，笔者应用口服中药清热凉血制剂联合窄谱 UVB 照射治疗本病取得良好疗效，现报告如下。

1. 临床资料

（1）一般资料　观察病例共 75 例，随机分为治疗组 35 例，对照 1 组 20 例，对照 2 组 20 例。治疗组男 14 例，女 21 例；年龄 18～45 岁，中位年龄 27 岁；病程 1～8 周。对照 1 组男 6 例，女 14 例；年龄 18～39 岁，中位年龄 25 岁；病程 1

~6周。治疗2组男9例，女11例；年龄18~47岁，中位年龄31岁；病程3天至8周。3组的性别、年龄、病程比较，差异无统计学意义（$P > 0.05$），具有可比性。

（2）诊断标准　西医诊断标准参照《临床皮肤病学》；中医辨证分型及诊断依据参照《中医病证诊断疗效标准》中"风热疮"风热蕴肤证的标准证候。

（3）纳入标准　符合玫瑰糠疹的西医诊断及中医"风热疮"风热蕴肤证的证候标准；年龄为18~65岁；1周内未服皮质类固醇激素、免疫抑制剂者；无心、肝、肾等重要脏器慢性病史；无药物过敏史；非妊娠期及哺乳期。

2. 方法

（1）治疗方法　①治疗组：口服消风冲剂（本院制剂，10g/包，制剂号：苏药制字Z04001977；主要成分为荆芥、防风、生地黄、蝉蜕、知母、生石膏、苦参、苍术、地骨皮等）每次10g，每日3次；联合窄普中波紫外线（NB-UVB）照射，所选光源为德国 Waldmannuv 1000L 型窄频中波紫外线治疗仪，波长峰值311 nm，对患者进行全身照射（裸体），要做好眼、脸、生殖器防护。根据我国黄种人皮肤类型以Ⅲ型及Ⅳ型皮肤为主，选择初始照射剂量为0.30~0.50 J/cm²，每周照射2次，每次递增0.1 J/cm²。如有明显红斑及灼痛，可暂停增加剂量或酌情减量，照射4次为1个疗程。②对照1组：口服消风冲剂，每次10g，每日3次。③对照2组：NB-UVB照射，每周照射2次，方法同治疗组。2周后观察治疗效果。

（2）疗效评定标准　根据国家中医药管理局颁布的《中医病证诊断疗效标准》进行判定。痊愈：皮损消退，临床症状体征消失。显效：皮损和临床症状体征消退80%以上。好转：皮损和临床症状体征消退50%以上。无效：皮损和临床症状体征无缓解，甚至加重。有效率以痊愈率和显效率计。有效率＝（痊愈例数＋显效例数）/总例数×100%，痊愈率＝痊愈例数/总例数×100%。

（3）统计学方法　采用χ^2检验。对照1组与对照2组有效率和痊愈率的比较采用χ^2检验的确切概率法；治疗组与对照1组、对照2组有效率的比较采用连续校正χ^2检验。

3. 结果

治疗组有1例、对照2组有2例脱落。与对照1组和对照2组比较，治疗组有效率和痊愈率显著升高（$P < 0.01$）；对照1组与对照2组的痊愈率和有效率比较，差异无统计学意义（$P > 0.05$）。见表1。3组患者均未出现不良反应。

表 1　3 组玫瑰糠疹患者疗效比较

组　别	n	痊愈	显效	好转	无效	有效率/%	痊愈率/%
对照 1	20	6	8	6	0	70.00**	30.00**
对照 2	18	5	7	6	0	66.67**	27.78**
治疗	34	22	12	0	0	100.00	64.71

与治疗组比较，＊＊$P < 0.01$

4. 讨论

玫瑰糠疹是一种较为常见的皮肤病，以春秋季多见，好发中青年人，男女比例大致相同。本病病因不明，多数学者认为系病毒感染所致，也有人认为与细菌、真菌或寄生虫感染以及过敏等因素有关，但都未被证实。玫瑰糠疹多有自限性，很少复发，以往治疗玫瑰糠疹多采用口服抗组胺药加外用药物治疗，疗程均在 1 个月左右。少数病例皮疹反复成批出现，病程可延至半年以上，甚至长达数年之久始能痊愈。

玫瑰糠疹属中医"风热疮"范畴，因血热内蕴，复受风邪，风热相搏，发于体肤而成。表现为发病急骤，皮损为圆形或椭圆形淡红斑片，散在分布，表面少量糠秕状鳞屑，伴心烦口渴，大便干，尿微黄，有时瘙痒，舌质红，苔薄黄，脉浮数，辨证属风热蕴肤证，治疗以清热疏风止痒为法。消风冲剂是本院制剂，以《外科正宗》消风散为主方加减而成，药物有荆芥、防风、生地黄、蝉蜕、知母、生石膏、苦参、苍术、地骨皮等，方中以荆芥、防风、蝉蜕疏风透表为君，以去除在表之风邪，配以苦参、苍术清热燥湿，石膏、知母、地骨皮清热泻火。诸药合用，共奏疏风清热之效。较之汤药，其服用方便，依从性好。市场上同类的药有同仁堂制药的消风止痒冲剂。

现代免疫学研究表明，细胞免疫参与玫瑰糠疹的发病。紫外线照射可以促进浸润淋巴细胞的凋亡，诱导免疫活性物质的释放，在调节炎症反应和变态反应中发挥作用，所以在临床上常应用于玫瑰糠疹、银屑病等疾病的治疗。NB - UVB 避开了 DNA 吸收峰，不易引起 DNA 突变，安全性良好，可作为治疗玫瑰糠疹的一种安全有效手段。

本实验结果显示，单用中药清热凉血制剂和单用 NB - UVB 照射治疗玫瑰糠疹均有效，两者联合应用，可使有效率提高到 100%，痊愈率达 64.71%，有效缩短疗程。

（王晓华　刘　岩　单敏洁　王晓红）

二、黄芩油膏治疗血虚风燥型湿疹 79 例临床观察

湿疹是由多种内外因素引起的迟发型变态反应性皮肤病，是皮肤科的常见病、多发病。湿疹发病机制复杂，极易反复发作，给临床治疗带来了较大的难度，西药治疗如抗组胺制剂、皮质类固醇激素和免疫抑制剂有较大的局限性和副作用，因此外用中药软膏日益受到广大患者的关注。血虚风燥型湿疹是湿疹中较常见的类型。2008 年 3 月至 2009 年 12 月，我们使用养血润燥、祛风清热的黄芩油膏治疗血虚风燥型湿疹 79 例，取得了满意的疗效，现总结如下。

1. 临床资料

（1）一般资料　治疗组患者 79 例，男 37 例，女 42 例；年龄 20～64 岁，平均年龄 47.5 岁；病程 2～26 年，平均 9.65±6.07 年。对照组 75 例，其中男 33 例，女 42 例；年龄 21～64 岁，平均年龄 45.3 岁；病程 2～25 年，平均 8.85±6.56 年。

（2）入选标准　参照湿疹诊断标准，入选患者均来自我院门诊，年龄大于 18 小于 65 岁，近期没有使用其他内服、外治药物的湿疹患者。根据《中药新药临床研究指导原则》第十四章第二节中药新药治疗湿疮的临床研究指导原则，血虚风燥证湿疮患者，病程往往较久，皮损具有粗糙、苔藓化、对称分布、瘙痒剧烈的特点，可见红斑、丘疹、抓痕、结痂、脱屑等皮肤表现，可伴有头晕眼花、心烦失眠、体倦乏力等症状，舌质淡，脉细。临床多见于慢性湿疹患者。

（3）排除标准

①已知对黄芩及凡士林过敏的患者；②有湿疹以外的其他皮肤病而且可能干扰黄芩油膏治疗的患者；③有严重心、肝、肾、精神疾病的患者；④孕妇、哺乳期妇女。

2. 治疗方法

（1）药物及使用方法　治疗组使用本院中药制剂黄芩油膏（批准文号：苏药制字 Z0400518）。黄芩油膏加工制作方法：先将黄芩 100g 煎水浓缩成浸膏，再加入 500g 凡士林调匀制成黄芩油膏，分装成 20g 一盒。对照组药物为山东博士伦福瑞达制药有限公司生产的肝素钠乳膏（商品名：海普林）。将血虚风燥型湿疹患者随机分组进入试验，每日早晚温水清洗患处皮肤后，把药物均匀涂敷于患处皮肤，每日 2 次，疗程 4 周。

（2）病情评分标准　根据中华人民共和国卫生部制定发布《中药新药临床研

究指导原则》第十四章第二节中药新药治疗湿疮的临床研究指导原则。

①瘙痒程度　无瘙痒为 0 分；偶有轻度痒感为 5 分；阵发性瘙痒，时轻时重，影响睡眠为 10 分；剧烈瘙痒，严重影响睡眠和工作为 15 分。

②皮疹分布　双上肢或下肢 8 分（单侧泛发 4 分，局限 2 分），躯干部泛发 8 分（局限 4 分），面部泛发 6 分（局限 3 分），全身泛发 36 分，会阴部泛发 6 分（局限 3 分），皮疹全部消退 0 分。

③皮疹形态　淡红斑、暗红斑为 5 分；浸润红斑为 10 分；皮疹肥厚及苔藓样变为 15 分。

④病期加权分　慢性期 2 分，亚急性期 1 分。

⑤总积分　总积分 =（瘙痒程度分值 + 皮疹分布分值 + 皮疹形态分值）× 病期加权分值。

（3）疗效判定标准如下：

疗效率：疗效率 =（疗前总积分 - 疗后总积分）／ 疗前总积分 × 100%。

痊愈：皮损全部消退，瘙痒症状消失，疗效率达 100%。

显效：皮损明显消退或大部分消退，瘙痒明显减轻，疗效率达 70% 以上。

有效：皮损部分消退，瘙痒症状有所改善，疗效率达 30% 以上。

无效：皮损消退不明显，瘙痒未见减轻或临床症状恶化，疗效率未达 30%。

愈显率 =（痊愈例数 + 显效例数）／ 总例数 × 100%。

3. 结果

（1）疗效　治疗组 79 例患者，治疗前平均总积分 69.9 ± 13.52，治疗后平均总积分 17.6 ± 6.30，对照组 75 例患者中，治疗前平均总积分 65.7 ± 14.38，治疗后平均总积分 20.1 ± 6.25，经 t 检验分析，治疗前两组总积分相比差异无显著性（$P > 0.05$），治疗后两组总积分相比差异有显著性（$P < 0.05$），两组治疗前后总积分相比差异均有高度显著性（$P < 0.01$）。治疗组与对照组总有效率经卡方检验差异无显著性（$\chi^2 = 3.05$，$P > 0.05$），见表 1。

表 1　总有效率表

组别（例）	合计（例）	痊愈（例）	显效（例）	有效（例）	无效（例）	愈显率（%）
治疗组	79	35	19	14	11	68.35
对照组	75	27	14	20	14	54.67

（2）不良反应　治疗组没有发生不良反应。对照组有 2 例患者出现局部潮

红、脱屑等一过性现象，能耐受，经适当减少用药量后未影响治疗。

4. 讨论

经统计学处理，治疗组治疗前后病情评分总积分相比差异有高度显著性，治疗组与对照组总有效率差异无显著性，说明黄芩油膏治疗血虚风燥型湿疹确有临床疗效，其疗效与西药肝素钠乳膏的作用相当。而两组治疗后总积分相比差异有显著性，说明总有效率反应的是总体情况，总积分则对病情程度反应得更精确，黄芩油膏疗效略优于肝素钠乳膏。临床研究还显示，治疗组无不良反应，无毒副作用。

中医理论认为湿疹多系湿热毒邪所致，血虚风燥型湿疹则由于长期的瘙痒、寝食不安导致脾胃虚弱，不能从食物中吸收精华化生为血，以致血虚不能荣养肌肤，肤失濡润，生风生燥，治宜养血疏风、利湿止痒。肝素钠乳膏有抗炎、抗血栓、软化角质及保湿作用，常常被用于治疗皮肤粗糙、干燥、瘙痒，适用于血虚风燥型湿疹。我院自制的黄芩油膏由黄芩和凡士林组成，黄芩具有清热利湿、泻火解毒、凉血止血等功效。现代中药药理研究证明黄芩含有的黄芩苷、黄芩素及其他黄酮类化合物对多型变态反应有不同程度的抑制作用。另外，湿疹患者皮肤表面多伴有金黄葡萄球菌等微生物，它们参与诱发和加重了湿疹，药理研究证明黄芩有杀灭体表微生物的作用，起到控制湿疹的作用。总之，黄芩有良好的抗炎、抗过敏、抗微生物作用，它能抑制细菌繁殖，并有收敛、抑制渗出等作用。另外，凡士林也有很好的滋润作用。

中医外治法有着悠久的历史和确切的疗效，对于湿疹治疗，尤其如此。因其病位表浅，病灶外露，外治药物不仅可以直达病所，透达腠理，疏畅经脉，调和气血，驱邪扶正，发挥局部直接的治疗作用，还能通过肌腠毛窍，深入脏腑，起到内外合治的作用。外用药物是经皮给药，不受胃肠道酶、消化液、pH 值等诸多因素的影响，疗效稳定。

综上所述，中药黄芩油膏是一种治疗血虚风燥型湿疹安全而有效的药物，经济实惠，方便快捷，无明显不良反应，适合长期应用，患者依从性较高，值得进一步推广应用。

（刘　岩　王晓华　闵仲生　张璐璐）

三、中药黄芩加味膏剂在治疗银屑病中的应用

银屑病又名"牛皮癣"，是一种常见并易复发的慢性炎症性皮肤病。慢性期形成肥厚性斑块，临床顽固难治，严重影响人们的生活质量。我们选用中药黄芩

加味制成的膏剂局部封包配合中药内服治疗慢性斑块型银屑病49例，取得了满意的疗效。现报告如下。

1. 临床资料

（1）一般资料　患者79例中，男43例，女36例，年龄23～65岁，平均44岁。病程1～30年。平均15.5年。

（2）入选标准　参照银屑病诊断标准，选择患者均为我院住院、门诊，近期及实验期间未用其他外治及内服药物的寻常性斑块型银屑病患者。

（3）排除标准

①已知对该药中的任何一种成分过敏者；②有银屑病外的其他皮肤病史（例如湿疹）且可能干扰评价本药效者；③有脓疱型银屑病或红皮病型银屑病史，或现患此两种银屑病者；④有严重心、肝、肾、精神疾病者；⑤孕妇、哺乳期妇女；⑥治疗期间使用其他治疗方法者。

2. 治疗方法

（1）药物及使用方法　药用本院制剂加味黄芩膏即中药黄芩20克，煎水浓缩成浸膏，加凡士林100克，制成软膏。取黄芩膏87克，将枯矾5克、青黛5克、冰片适量研细末与之调匀制成。对照组药物为批准文号：冀卫药准字（1995）第020442号，唐山红星药业有限公司的醋酸曲安缩松－尿素软膏。患者按随机表进入试验。用手指将药物均匀涂布于皮损上，其中加味黄芩膏组继用市场可购买到的不透水敷料、无毒冰箱保鲜膜覆盖其上，并用手抚平，使其吸附在皮肤上，封包治疗。晚间敷之、晨起除掉清洗。疗程最短5天，最长2周。同时配合内服中药清热凉血活血剂，每日1剂分2次煎服。

（2）疗效判断

①靶损害的选择　选择标准应以皮损典型，部位易于观察，便于用药为原则，以上肢，下肢或躯干为单位，治疗前任选其一作为疗效评价观察对象。

②疗效指标判定标准　要求患者随访前24h内不洗澡，随访时对皮损肥厚程度、面积、红斑和鳞屑分别进行评分。

a. 斑块肥厚程度评分　0＝无（皮损与正常皮肤平齐）；1＝轻度（皮损轻微高出于正常皮肤表面）；2＝中等度（中等度隆起，斑块的边缘为圆或斜坡形）；3＝重度（皮损肥厚，隆起明显）；4＝极重度（皮损高度增厚，隆起极为明显）。

b. 皮损面积评分　按靶损害所占肢体或躯干的百分比六级评定，即0＝0；1＝<10％；2＝10％～29％；3＝30％～49％；4＝50％～69％；5＝70％～89％；6＝

90%~100%。

c. 红斑评分　0 = 无（无红斑可见）；1 = 轻度（呈淡红色）；2 = 中等度（红色）；3 = 重度（深红色）；4 = 极重度（红色极深）。

d. 鳞屑评分　0 = 无（表面无鳞屑可见）；1 = 轻度（部分皮损表面上覆有鳞屑，以细微的鳞屑为主）；2 = 中等度（大多数皮损表面完全或不完全覆有鳞屑，鳞屑成片状）；3 = 重度（几乎全部皮损表面覆有鳞屑，鳞屑较厚成层）；4 = 极重度（全部皮损表面均覆有鳞屑，鳞屑很厚成层）。

③疗效评价标准　每次随访时，按下列公式计算皮损严重程度积分及疗效指数：

靶损害严重程度积分 = 皮损面积 ×（鳞屑评分 + 肥厚评分 + 红斑评分）

疗效指数 = 〔（治疗前靶损害积分 – 治疗后靶损害积分）/治疗前靶损害积分〕×100%

根据疗效指数判断治疗效果：①基愈：疗效指数 ≥ 90%；②显效：60% ≤ 疗效指数 < 90%；③有效：20% < 疗效指数 < 60%；④无效：疗效指数 < 20%。基愈率 = （基愈例数/合格病例数）×100%；有效率 = 〔（基愈例数 + 显效例数）/合格病例数〕×100%。

3. 结果

（1）疗效　两组共入选病例79例。加味黄芩膏组49例，醋酸曲安缩松 – 尿素软膏组30例。治疗组49例患者中，靶皮损位于上肢9例，下肢29例，躯干11例，靶皮损治疗前平均积分21.46 ± 3.08。对照组30例患者中，靶皮损位于上肢8例，下肢12例，躯干10例，靶皮损治疗前平均积分21.33 ± 2.89。两组入选前皮损积分经统计学检验，无显著性差异（$P > 0.05$）。在实验期间无一例违背实验方案而退出。疗效比较：治疗组基愈率为42.9%，有效率为81.6%。对照组基愈率30%，有效率54%。两组有效率统计学检验有显著差异（$P < 0.05$）。

（2）不良反应　2周的临床实验中，均未发现明显的药物系统不良反应，仅少数病例在封包过程中，局部略有瘙痒不适感，一旦祛除封包膜，症状消失。

4. 讨论

银屑病发病机制不明，有人认为它是一种发生在遗传基础上的炎症性、增殖性皮肤病。一些口服药治疗银屑病有肯定疗效，但由于其副作用较多，目前主要用于皮损广泛、病情较重者。对于斑块型银屑病口服药物疗程长，短期难以奏效，而外用药则能见效快、疗程短，这是内服药物所望尘莫及的。然外用药目前应用较多的是维甲酸类及皮脂类固醇激素类药，这就不可避免的带来了明显的副作用，刺激反应、红斑、甚至红皮，激素大面积外用，体内吸收及一系列的副作用。皮肤封包是皮肤病外治疗法的一种，它可以通过皮肤封包增加角质层水合作用，水含量提高使角质形成细胞膨胀，细胞间脂质组成发生改变，以及皮肤表面温度升高，血流增加，因而可改变表面药物与皮肤间的分配，从而影响经皮吸收。此外，封包引起的水化合作用在药物穿透比率中起了贮库作用，水化增加了脂溶性、非极性分子的穿透，而封包亦可防止所用化合物被意外拭去或挥发性化合物的蒸发，使主药维持较高的实用量。故封包可提高药物效能。实际上，皮肤封包是一种使皮肤产生明显变化，影响皮肤生物学和创伤愈合过程的复合过程。

中医认为银屑病发病乃是血热风盛瘀血阻滞所致，治宜清热凉血化瘀。中药黄芩味苦，性寒，枯矾酸涩，性寒；青黛味咸，性寒，诸药有清热解毒凉血之功。轻粉味辛，性寒；冰片味辛苦，性凉有散热杀虫之效。据现代医学药理研究，上述中药部分有抗微生物抗炎及抗肿瘤影响免疫功能的作用。以中药黄芩为主药水提与诸药制成外用膏剂，局部封包治疗斑块型银屑病即提高了治疗效果，又避免了西药内服外用的一系列副作用，达事半功倍之效。

（陈　力　徐丽霞）

四、海艾汤外洗治疗头部脂溢性皮炎的临床观察

头皮脂溢性皮炎是临床常见的多发性皮肤病。笔者自 2004 年 2 月至 2005 年 6 月采用海艾汤外洗治疗该病，取得满意疗效，并与采乐洗剂作对照，现报告如下：

1. 临床资料

全部病例均为我科门诊或病房住院患者，符合头部脂溢性皮炎的诊断标准。随机分治疗组和对照组，治疗组 38 例，男 15 例，女 23 例；年龄最小 11 岁，最大为 68 岁，病程最短 1 个月，最长 15 年之久；对照组 32 例，男 13 例，女 19 例；年龄最小 12 岁，最大 65 岁；病程最短 40 天，最长 11 年；两组病例在年龄，性别和病程等方面统计学上无明显差异，具有可比性。

2. 治疗方法

（1）治疗方案　海艾汤组成：海艾、菊花、藁本、蔓荆子、荆芥、防风、薄荷、藿香、甘松各 6 克。先用水 1000 毫升把上药浸泡半小时，然后在文火煎数滚，取药液 500 毫升，二煎加水 500 毫升，取汁 200 毫升，两煎混合过滤，待药液至常温，用小毛巾浸洗、揉搓头部，每日或隔日 1 次，每次 15～20 分钟，不用

当代中医皮肤科临床家丛书

管汾

清水冲洗，自然晾干。对照组先用清水湿润头发，然后取 2% 采乐洗剂 5 毫升，在头皮上揉搓 2~3 分钟，待 10 分钟后用清水冲洗干净。隔日 1 次。1 周为一疗程，2 个疗程后进行疗效判定。治疗期间停用其他相关治疗。

（2）观察方法　用药前、2 个疗程停药时分别对病人的症状和体征进行客观评分，0 分 = 无，1 分 = 轻，2 分 = 中，3 分 = 重，内容包括红斑、鳞屑、油腻、干燥、痒。同时观察有无不良反应发生。

（3）临床疗效评价　分痊愈、显效、进步和无效 4 级标准。用药后症状和体征积分下降指数为评定依据，即疗效指数。具体计算方法：疗效指数 = [（用药前总积分 − 用药后总积分）/用药前总积分] ×100%。痊愈；疗效指数为 100%；显效：疗效指数为 >60%；进步：疗效指数为 20%~60%；无效：疗效指数 < 20%。痊愈与显效合计为有效率。

3. 治疗结果

组别	n	治愈（%）	显效（%）	进步（%）	无效（%）	有效率（%）
治疗组	38	20 (52.63)	11 (28.95)	5 (13.16)	2 (5.26)	81.58
对照组	32	15 (46.87)	9 (28.13)	7 (21.87)	1 (3.13)	75

2 组有效率经卡方检验，$P > 0.05$，无统计学意义上的差异。

4. 讨论

头皮脂溢性皮炎多认为与圆形和卵圆形糠孢子菌感染有关，本病临床主要表现有头皮红斑脱屑，干燥或油腻，自觉瘙痒。本病属中医"白屑风"范畴。《外科正宗》曰："白屑风多生于头面，耳项、发中，初起微痒，久则渐生白屑，叠叠飞起，脱而又生。此皆起于热体当风，风热所化。"故临床治疗上，西医广泛用 2% 采乐（酮康唑）洗剂，以抑制糠孢子菌达到治疗目的；中医宜清热祛风止痒治之。笔者用海艾汤洗剂治疗本病，源于《外科正宗》。

《外科正宗》中海艾汤洗剂，用于治疗血虚风热的毛发脱落，……痒如虫行等。方中九味中药均有祛风清热之功，荆芥、防风、薄荷、菊花有较好的止痒作用。现代药理研究表明，藿香、海艾、藁本有不同程度的抗真菌作用，藿香、荆芥、防风、薄荷、菊花、蔓荆子有一定的抗炎、抑菌，抗过敏作用。笔者用海艾汤洗剂治疗本病，有效率达 81.58%，与 2% 采乐（酮康唑）洗剂无统计学意义上的差异。临床治疗过程中发现海艾汤洗剂尤其是对头皮毛发干燥者优于 2% 采乐洗剂，而且对脂溢性皮炎所致的脱发也有一定疗效，而用 2% 采乐洗剂治疗的部分患者洗后有毛发干燥易断的不良反应。所以，海艾汤外洗治疗头皮脂溢性皮炎，效果满意，无副作用，值得推广。

（单敏洁）

五、海艾汤外洗治疗头部银屑病35例临床疗效观察

银屑病是一种常见的红斑鳞屑性皮肤病，头部是银屑病好发部位。头部银屑病表现为红斑、鳞屑，红斑可扩展至发际外，有时伴有瘙痒，顽固不易治疗，严重影响患者形象，给患者的日常生活、工作带来很大的精神压力。因此头部银屑病的治疗对于银屑病患者具有重要意义。我们自2009年6月至2010年12月用海艾汤外洗治疗头部银屑病，取得了很好的疗效。现报告如下。

1. 临床资料

（1）一般资料　选择门诊头部银屑病患者66例，随机分为治疗组35例和对照组31例。治疗组为男性19例，女性16例，年龄20～64岁，病程3个月至36年；对照组男性17例，女性14例，年龄18～63岁，病程9个月至33年。两组的性别比例、年龄、病程相比，均无显著性差异（$P > 0.05$），具有可比性。

（2）诊断标准　头皮红色丘疹、斑疹及斑片，上覆多层银白色鳞屑，刮除鳞屑可见一层光亮的薄膜，薄膜下可有点状出血，部分头发成束状，红斑损害可扩展至发际外前额及耳周，自觉瘙痒。

（3）纳入标准　①符合银屑病诊断标准且以头部损害为主的患者；②18～65岁门诊寻常型银屑病患者。

（4）排除标准　①年龄在18岁以下或65岁以上者；②近1个月内系统应用或局部外用皮质类固醇激素及免疫抑制剂者；③感染、外伤患者；④妊娠、哺乳患者；⑤严重心、肝、肾疾病及精神病患者。

2. 治疗方法

（1）治疗组：海艾汤药用艾叶、菊花、薄荷、藁本、蔓荆子、荆芥、防风、藿香、甘松各6g，先用1000ml水把上药浸泡半小时，然后以文火煎沸两次，取药液500ml，二煎加水500ml，取汁200ml，两煎混合过滤，待药液温度降至常温，用小毛巾浸洗，反复轻轻揉搓头皮，每次10～15分钟，然后清水冲洗，不使用其他洗涤剂和药物。隔日1次。治疗期间停止其他治疗。

（2）对照组：先用清水湿润头发，然后取2%酮康唑洗剂（南京白敬宇制药）5ml，在头皮上揉搓2～3分钟，待10分钟后用清水冲洗干净。隔日1次。治

疗期间停止其他治疗。

（3）疗程　疗程为6周，治疗结束后进行疗效评价。

3. 疗效标准

（1）观察方法　治疗前、治疗6周后分别对患者的症状进行客观评分，详细记录患者皮损面积大小及皮损的红斑、浸润、鳞屑等客观指标，同时观察有无不良反应发生。头部银屑病皮损面积评分标准：0 = 没有皮损，1 = 皮损面积 < 10%，2 = 皮损面积 10% ~ 29%，3 = 皮损面积 30% ~ 49%，4 = 皮损面积 50% ~ 69%，5 = 皮损面积 70% ~ 89%，6 = 皮损面积 > 90%。头部银屑病皮损症状（红斑、浸润、鳞屑）评分标准：0 = 无皮肤受累，1 = 皮损症状程度为轻度，2 = 皮损症状程度为中度，3 = 皮损症状程度为重度。

（2）临床疗效评价方法　头部银屑病严重程度总分的计算方法：头部银屑病严重程度总分 = 皮损面积评分 ×（红斑评分 + 浸润评分 + 鳞屑评分）。头部银屑病严重程度总分减少百分率 =（治疗前严重程度总分 − 治疗后严重程度总分）／治疗前严重程度总分 × 100%。以疗程结束时皮损严重程度总分减少百分率评价疗效，分痊愈、显效、好转和无效四级标准。痊愈为治疗结束后头部银屑病严重程度总分降低 > 90%；显效为治疗结束后头部银屑病严重程度总分降低 60% ~ 89%；好转为治疗结束后头部银屑病严重程度总分降低 21% ~ 59%；无效为治疗结束后头部银屑病严重程度总分降低 < 20%。痊愈率与显效率合计为有效率。

4. 结果

（1）治疗组与对照组治疗前的皮损面积、症状评分分别进行比较，经 t 检验分析，均为 $P > 0.05$，无显著性差异，说明治疗组与对照组具有可比性。治疗组治疗后头部银屑病皮损评分较治疗前显著降低，治疗前与治疗后皮损面积、症状评分比较，经 t 检验分析，均为 $P < 0.01$，有显著性差异，表明海艾汤外洗治疗头部银屑病有效。见表1。

表1　治疗组治疗前后皮损面积、症状评分比较

	治疗前	治疗后	P
皮损面积	3.12 ± 1.21	1.48 ± 1.22	< 0.01
红斑	2.07 ± 0.46	1.23 ± 0.61	< 0.01
浸润	2.11 ± 0.53	0.83 ± 0.74	< 0.01
鳞屑	2.35 ± 0.76	0.89 ± 0.58	< 0.01

治疗组 35 例头部银屑病患者中痊愈 10 例，显效 16 例，好转 4 例，无效 5 例，有效率为 74.3%。对照组 31 例头部银屑病患者中痊愈 6 例，显效 9 例，好转 11 例，无效 5 例，有效率为 48.4%。治疗组与对照组有效率经卡方比较，$P < 0.05$，差异有显著性。见表 2。

表 2　治疗组与对照组疗效比较

组别	合计	痊愈	显效	好转	无效	有效率
治疗组	35	10	16	4	5	74.3%
对照组	31	6	9	11	5	48.4%

（2）不良反应　治疗组无不良反应发生。对照组有 3 例患者出现头发干燥、轻度灼热感，症状轻微，不影响治疗，患者没有退出临床观察。

5. 讨论

银屑病是以炎症和表皮增殖为特征的红斑鳞屑性皮肤病，中医形象的称之为"白疕"。银屑病病因复杂，目前认为与遗传、感染、免疫功能紊乱、精神及内分泌等因素有关。寻常型银屑病患者皮损累及头皮最多，其原因大概与头皮的解剖部位和外界刺激因素有关。由于头皮较厚，血管丰富且卷曲、相互连接，一些诱发银屑病的物质容易淤积，从而诱发头部银屑病。在临床治疗方面，局部外用药物是治疗头部银屑病的重要手段。通过临床观察证实海艾散的疗效优于对照组，表明海艾散是治疗头部银屑病实用的外用制剂。

真菌与银屑病存在一定的关系。早年即发现真菌感染可诱发或加重银屑病，抗真菌药物对银屑病有一定的治疗作用。Alford 等人早期的研究表明：酮康唑对银屑病的治疗作用，并不是直接抑制马拉色菌生长，而是通过抑制真菌抗原介导的淋巴细胞免疫反应起到免疫辅助作用。银屑病皮损中的主要菌种是球形马拉色菌，而不是正常皮肤上的限制性马拉色菌，球形马拉色菌的分布与银屑病皮损严重程度存在显著关系。国内有较多使用 2% 酮康唑洗剂外洗治疗头部银屑病的报道，但疗效一般。

海艾汤出自《外科正宗》："油风乃血虚不能随气荣养肌肤，致成油风，故毛发根空，脱落成片，皮肤光亮，痒如虫行者……外以海艾汤熏洗。"海艾汤是古代中医外科常用外洗方剂之一，我们应用海艾汤外洗治疗头部银屑病，方中多味中药有祛风止痒之功，尤以荆芥、防风、薄荷、菊花明显。《本草纲目》有"艾叶……近代惟汤阴者谓之北艾，四明者谓之海艾。"艾叶有温经止血之功，起到抗真菌、抗细菌、抑制血小板聚集、止血、抗过敏作用。现代药理学研究表明：海艾散组方中的药物有明显的抑制表皮细胞增殖作用，还有改善微循环、抗菌消炎、免疫调节等作用，艾叶、藿香、藁本、荆芥、防风有不同程度的抗真菌作用，艾叶、藿香、荆芥、防风、薄荷、菊花、蔓荆子、甘松有一定的抗炎、抑菌、抗过敏作用。同时，海艾汤作为外洗液可通过洗涤时固有的理化综合作用而达到治疗目的，洗涤剂的局部清洁消毒作用、温热作用、渗透压作用起到一定程度的抗炎、抑菌、抗真菌作用，调节了局部的免疫状态，增强机体的非特异性免疫功能，改善了微循环，促进局部组织的新陈代谢，调节角朊细胞的角化过程。

我们用海艾汤洗剂治疗头部银屑病，有效率达 74.3%，与 2% 酮康唑洗剂相比有统计学意义上的差异。所以海艾汤外洗治疗头部银屑病，效果满意，无副作用，值得推广。

（刘　岩　闵仲生　单敏洁　张璐璐）

六、生发酊合 PUVA 治疗斑秃 30 例

斑秃为现代都市常见病，我们依据斑秃的病因病机，自制生发酊，配合 PU-VA，同时内服斑秃丸治疗斑秃 30 例，疗效较显著，现将所治病例总结报道如下。

1. 临床资料

按顾伟程主编的《现代皮肤病性病治疗学》的诊断标准选择病例 50 例。入选病例中医辨证为血虚风盛或肝肾不足型。其中治疗组 30 例中男 16 例，女 14 例；对照组 20 例，男 11 例，女 9 例。两组患者年龄 22 岁~55 岁，平均 36.6 岁；病程 1 周至半年，平均 3.6 个月；初发病例 39 例，复发者 11 例；有明显诱因（工作紧张、情绪波动、劳累、失眠等）者 32 例，无明显诱因者 18 例；临床轻拉毛试验阳性者 48 例。

2. 治疗方法

（1）治疗组

① 生发酊外搽　何首乌 25g，当归 20g，红花 10g，桂枝 20g，干姜 20g，细辛 10g，以 45 度以上白酒 100 ml 密封浸泡一周后放置阴凉处备用。用时以棉签蘸生发酊，外搽脱发区及其边缘，边搽边按摩头皮，每日 2 次。

② PUVA 照射　用北京飞天兆业科技有限责任公司生产的 UV801KL 惠尔肤光疗仪照射。照射前半小时脱发区外搽 8-甲氧基补骨脂素软膏，照射时眼部带防护镜。根据皮肤色素的深浅和对光的敏感性确定或调整光照射剂量，以达到轻度

的皮肤光毒反应或亚光毒反应（亚红斑量）为度。一般开始剂量为 1.5 J/cm² 每周照射 3 次，秃发区有新发长出后逐渐减少 PUVA 治疗次数，进行间断性治疗。

③ 内服斑秃丸（河南省新谊药业股份有限公司生产）5g，每日 3 次。

（2）对照组　内服斑秃丸 5g，每日 3 次。并且生姜片外搽脱发区治疗，每日 2 次。该法治疗一月为一疗程，一般需 2～4 个疗程。每周定期观察 1 次，并记录毛发生长、药物不良反应等情况。

3. 疗效分析

（1）疗效标准　痊愈为秃发区完全长出新发，新发不脱落，周边毛发不脱落；显效为秃发区新发生长 80% 以上，新发不脱落，周边毛发脱落控制；有效为秃发区新发生长 50% 以上，新发不易脱落，周边毛发脱落基本控制；无效为秃发区新发生长不明显，周边毛发仍有脱落。

（2）治疗结果　治疗组治疗前轻拉毛试验阳性者 29 例，治疗后 2 例，转阴率 93.10%，对照组治疗前轻拉毛试验阳性者 19 例，治疗后 7 例，转阴率 63.16%。经统计学处理 $\chi^2 = 4.93$，$P < 0.05$。治疗组起效时间 ≤4 周者 24 例（占 80.00%），对照组为 9 例（占 45.00%），两组的比较 $\chi^2 = 6.55$，$P < 0.05$。治疗组部分病例治疗期间出现头部皮肤发红、轻度灼痛或瘙痒，减低照射量或暂停照射 1～2 次后缓解，对照组未见明显不良反应。

4. 讨论

传统中医理论认为："肾主骨，其华在发"，"肝藏血"，"发为血之余"。《诸病源候论》指出："足少阴肾之经也，其华在发"，"若血盛则荣于须发，故须发美；若气血虚弱，经脉虚竭，不能荣润，故须发脱"。这些说明气血亏虚，肝肾不足是毛发失于滋养而脱落的主要因素，而七情所伤，肝气郁结，精血失于输布以致毛发失荣则往往是诱发或加重斑秃的主要原因。自制生发酊以何首乌为君，滋阴养血、补益肝肾；以当归为臣，养血活血；红花活血化瘀；桂枝、干姜、细辛祛风温经通络；以酒浸泡，活血通络，引药运行。方中补中有行，行中有补，使补血而不滞血，祛邪而不伤正，共奏养血活血、补益肝肾、祛风生发之功。同时，内服斑秃丸（其主要成分为生地黄、熟地黄、制首乌、当归、丹参、白芍、五味子、羌活、木瓜），内外兼治，标本兼顾。现代医学认为斑秃可能与内分泌失调、自身免疫因素、精神因素、血管功能紊乱、感染、遗传等诸多因素有关。现代中药药理研究表明：何首乌具有抗衰老、增强机体抗氧化机制、增强细胞免疫、抑制体液免疫、促进造血、扩张血管等功能；当归有抗变态反应、增强机体免疫、增强造血、抗氧化功能；桂枝的挥发油有扩张毛细血管、改善局部供血功能；细辛有抗炎、抗组织胺与变态反应，抑制免疫，提高机体新陈代谢功能。现代医学研究表明：PUVA 治疗在人体皮肤免疫调节方面发挥着巨大作用，能诱导抗炎介质和免疫介质的产生。诸药合用，配合 PUVA，内服斑秃丸治疗可达到改善局部血液循环，调节免疫，提高机体新陈代谢功能，控制头发脱落，促进新发生长之功效，临床疗效明显。

（孙兆圣　戴　颖）

七、藿黄浸剂治疗角化型手足癣、甲癣的临床观察

角化型手足癣、甲癣是临床常见的多发性皮肤病，现代医学认为本病由致病皮肤真菌感染手足，指、趾甲所致，外用抗真菌药效果不理想，口服抗真菌药副作用大，或价格昂贵。我科用本院制剂藿黄浸剂与 10% 冰醋酸作对照，治疗角化型手足癣和甲癣，取得较满意疗效，现将结果报告如下：

1. 病例与方法

（1）病例选择　均为我院皮肤科门诊病人，共 140 例。临床症状典型且经镜检证实，确诊为角化型手足癣、甲癣。随机分为 2 组，藿黄浸剂组 80 例，10% 冰醋酸组 60 例，每组中角化型手足癣和甲癣病人各半，2 组病例条件相似，各项参数比较差异均无显著意义。见表 1。

表 1　两组各项参数情况

项目	治疗组	对照组
角化型手足癣（例）	40 *	30
甲癣（例）	40 *	30
年龄（岁）	42 ± 21 *	42 ± 19
性别.（男/女）	42/38 *	29/31
病程（年）	4.5 ± 2.0 *	4.5 ± 1.8
真菌镜检阳性（例）	80 *	60

注：* 与对照组比较 $P > 0.05$，无显著意义，具有可比性。

（2）诊断标准　西医诊断标准根据《临床皮肤病学》第 3 版。中医诊断标准依据《中医病证诊断疗效标准》。

（3）纳入标准　男女角化型手足癣、甲癣患者，年龄在 20~65 岁之间；符合上述中、西医诊断标准；患者同意参加观察，并能在观察中密切配合。

（4）排除标准　妊娠或哺乳期妇女；3个月内接受过系统抗真菌药治疗者，1个月内接受过外用抗真菌药物治疗者；不能按时浸泡药物，难以遵守治疗方案的患者；对观察药物有过敏反应者。

（5）治疗方案　藿黄浸剂组成：藿香30克，黄精、大黄、皂矾各12克，醋500克。将药碾碎，入醋中浸泡，每日振荡数次，5~7天后滤去药渣即成，装瓶备用。将患病手足或指（趾）甲浸泡于藿黄浸剂中，每日1次，每次1小时左右。对照组用10%冰醋酸，将患病手足或指（趾）甲浸泡其中，每日1次，每次1小时左右。两组治疗均以30天为1个疗程，浸泡期间忌用皂碱。以伏天浸泡为佳。3个疗程后观察疗效。

（6）观察方法　用药前1、3个疗程停药时及停药1个月后分别对病人的症状和体征进行客观评分，0分＝无，1分＝轻，2分＝中，3分＝重，内容包括红斑、鳞屑角化、干燥皲裂、痛、痒及指（趾）甲角化厚度、受累长度等。在用药前、停药时及停药后1个月分别做真菌镜检，同时观察有无不良反应发生。

① 临床疗效评价：分痊愈、显效、进步和无效4级标准。用药后症状和体征积分下降指数为评定依据，即疗效指数。具体计算方法：疗效指数＝［（用药前总积分－用药后总积分）/用药前总积分］×100%。痊愈：疗效指数为100%；显效：疗效指数为>60%；进步：疗效指数为20%~60%；无效：疗效指数<20%。痊愈与显效合计为有效率。

② 真菌学评价　消除：镜检阴性；未除：镜检阳性。

2. 结果

（1）临床疗效　停药时，治疗组两种病的总有效率为84%，较对照组58%高；停药1个月后，治疗组84%，亦较对照组53%高。角化型手足癣和甲癣分别比较差异均有显著意义（$P<0.05$），见表2、表3。

表2　两组停药时临床疗效比较［例（%）］

组别	病种	痊愈	显效	进步	无效	有效率	$\bar{X}$
治疗组	角化型手足癣	27（68）	10（25）	3（7）	0（0）	（93）	0.5[b]
（n＝80）	甲癣	17（42）	13（33）	8（20）	2（5）	（75）	0.5[b]
对照组	角化型手足癣	13（43）	8（27）	7（23）	2（7）	（70）	0.6508
（n＝60）	甲癣	8（27）	6（20）	12（40）	4（13）	（47）	0.6442

表3　两组停药1月后临床疗效比较〔例（%）〕

组别	病种	痊愈	显效	进步	无效	有效率	$\overline{X}$
治疗组	角化型手足癣	27（68）	10（25）	3（7）	0（0）	（93）	0.5[b]
（n=80）	甲癣	17（42）	13（33）	8（20）	2（5）	（75）	0.5[b]
对照组	角化型手足癣	13（43）	6（20）	8（27）	3（10）	（63）	0.7358
（n=60）	甲癣	7（23）	6（20）	12（40）	5（17）	（43）	0.7142

两组在停药时和停药1个月后疗效比较，经 Ridit 分析:[b]$P<0.05$

（2）真菌学疗效　停药时，治疗组两种病的总消除率85%较对照组73%高；停药1个月后治疗组85%亦较对照组68%高，差异有非常显著意义（$P<0.01$）。见表4。

表4　两组真菌疗效比较〔例（%）〕

组别	病种	停药时		停药后1个月	
		消除	未消	消除	未消
治疗组	角化型手足癣	37（92）[a]	3（8）	40（100）[c]	0
（n=80）	甲癣	31（78）[a]	9（22）	35（88）[c]	5（12）
对照组	角化型手足癣	25（83）	5（17）	24（80）	6（20）
（n=60）	甲癣	19（63）	11（37）	17（57）	13（43）

两组比较经 X^2 检验:[a]$P>0.05$　$P<0.01$。

（3）不良反应　2组中均有1例出现局部红肿，痒加剧，继用药症状消失，未停药给予处理。

3. 讨论

角化型手足癣、甲癣属中医"鹅掌风"、"鹅爪风"、"灰指（趾）甲"范畴。其临床表现手足掌、跖部皮肤角化肥厚，干燥脱屑，粗糙皲裂，尤以秋冬季更甚。指（趾）甲板蛀蚀变形，甲板增厚或萎缩翘起，指（趾）甲粗糙，失去光泽，色灰白，也可致甲脱失。中医认为虫淫肌肤，血虚风燥，肌肤失养而成本病。藿黄浸剂是以中医理论为依据，选用藿香、大黄、皂矾杀虫止痒，黄精养血润燥，醋为基质，引药深入，醋为酸性，从木化，治风疾，起去风止痒之效。诸药合用达到润肤软坚，杀虫止痒之功效。且现代医学实验证明，藿香、黄精、皂矾均有较强的抑制皮肤真菌的作用。角化型手足癣的临床症状尤以寒冷季节为重，我们用藿黄浸剂夏季治疗本病，是采用冬病夏治的方法。从多年的临床观察及上述结果看，藿黄浸剂治疗角化型手足癣、甲癣，3 个疗程后临床总有效率可达 84%，真菌消除率可达 85%，效果满意，复发率低，比较安全，无明显副作用及系统脏器的副作用之虑。藿黄浸剂实为治疗角化型手足癣及甲癣的一种实用有效的方法。

（单敏洁　陈　力　王晓华）

八、中药青敷膏外用治疗痤疮临床疗效观察

痤疮是一种毛囊皮脂腺引起的慢性炎症性皮肤病，多发于青少年，发病率高。有报道，青少年中发病率为 45% ~90%，13 岁以前患病率女高于男，皮损为多样化。目前其发病已多极化，不再是青少年专利，总体女性多于男性。自 2000 年以来我们以青敷膏外用治疗寻常性痤疮结节、囊肿、混合型 121 例，并设对照组 40 例进行对比观察研究，现将结果报告如下。

1. 临床资料

（1）一般资料　患者 121 例中男 50 例，女 71 例；年龄最小 13 岁，最大 41 岁，平均年龄 26 岁；病程 1 个月至十年。其中结节型 80 例，囊肿型 30 例，混合型 11 例。对照组 40 例，男 15 例，女 25 例；年龄 12 岁至 39 岁，病程 1 个月至 9 年。痤疮结节型 25 例，囊肿型 13 例，混合型 2 例。

（2）入选标准　参照痤疮诊断标准，选择患者均为我院门诊近期及实验期间未用其他外治及内服药物的寻常性痤疮，以结节、囊肿为主要症状的患者。

（3）排除标准

①已知对该药中的任何一种成分过敏者；②有痤疮外的其他皮肤病史（例如湿疹）且可能干扰评价本药药效者；③有严重心、肝、肾、精神疾病者；④孕妇、哺乳期妇女；⑤治疗期间使用其他治疗方法者。

2. 治疗方法

（1）药物及使用方法　治疗组以本院制剂青敷膏即中药大黄、姜黄、黄柏各 250 克，白及 180 克，白芷、赤芍、花粉、青黛、甘草各 120 克共研细末，用饴糖调成糊状制成。将药膏夹于二薄绵纸中，敷于病变部。每晚敷之，晨揭除。对照组应用苏州第四制药厂批号 020829 的氧氟沙星凝胶〔批准文号 苏卫药准字 (1996) 第 403201 号〕直接涂布于清洗后的患部，每日二次。疗程最短三天，最长六周。两组均配合中药清热解毒活血剂，每日一剂分二次煎服。

（2）疗效标准（按《中药新药临床研究指导原则》中国医药科技出版社，2002 年版，第十四章第一节中药新药治疗寻常痤疮的临床研究指导原则）。

计算公式（尼莫地平法）为：［（治疗前积分－治疗后积分）÷治疗前积分］×100%

临床痊愈：皮损消退率≥95%；显效：95% > 皮损消退率≥70% 以上；有效：70% > 皮损消退率≥50% 以上；无效：皮损消退率 < 50%，或反见增多。

3. 治疗结果

两组共入选病例 161 例，治疗组 121 例，对照组 40 例。两组病例，年龄、病程及分型，入选前一般资料经统计学检验，均无显著性差异（$P > 0.05$）。

治疗组 121 例，临床痊愈 60 例（50%），显效 36 例（30%），有效 21 例（17%），无效 3 例（3%），总有效率 96.6%；对照组 40 例，临床痊愈 8 例（20%），显效 6 例（15%），有效 15 例（37%），无效 11 例（28%），总有效率 72.5%。治疗组痊愈率及总有效率与对照组相比有显著差异（$P < 0.01$）。

4. 讨论

痤疮作为皮肤科的常见疾病之一，近年来有发展增多趋势，发病年龄提前及病程时间延长。它是一个多因素性疾病，发病机制较为复杂，主要有雄性素作用，皮脂腺功能亢进，毛囊皮脂导管角化异常，毛囊皮脂腺单位中微生物的作用及炎症反应等方面。针对这些有一系列内服药，同时也有相对应的外用制剂。只是这些外用药作用较为局限，对结节、囊肿效果甚微，又有刺激反应，红斑、灼热、干燥、脱屑等。局部注射药物治疗，患者接受性较差。

中医有"诸痛痒疮皆属于心"的论述。邪在肉里，宜清泻经络，凉血解毒为法。中药大黄、黄柏、赤勺、花粉性苦寒，功用清热解毒凉血；姜黄、白及、白芷、青黛、甘草清热解毒消肿，外敷用于痈肿疔疮。故而诸药配合外敷，达到清热解毒消肿之功。据现代医学研究上药有抗菌消炎作用。研究发现 48 种中药对痤疮丙酸杆菌的抑菌作用高敏感的中药计为 8 种，丹参、连翘、虎杖、黄柏、山豆根、大黄、黄连和茵陈；中度敏感的计为 12 种，黄芩、龙胆草、大青叶、金银花、地榆、百部、秦皮、川椒、当归、川芎、重楼和紫花地丁。这 20 种中药中，15 种属于清热药，3 种属于活血药，可见能抑制痤疮丙酸杆菌的中药，其作用颇为符合中医对痤疮清热、活血的原则。另外中药大黄的有效成分大黄素在实验的体内外条件下均可抑制炎性介质白三烯 B_4 的生物合成，是花生四烯酸脂氧酶抑制剂，阐明了大黄素的抗炎机制。

综上所说，治疗痤疮结节、囊肿在内服药物的同时配合外敷中药青敷膏，既提高了治疗效果，又避免了其他一些外用药物的副作用。同时也阐述了它的作用机制。为临床治疗提供了较可靠的理论依据。

（陈 力 吴 淞）

第七章 传承与创新

以下收录部分学生所写的管老治疗皮肤病的经验。

一、管汾教授学术思想初探

管汾教授是江苏省"名中西医结合专家",早年得到著名皮肤科学界泰斗杨国亮教授的指导。1958 年参加南京中医学院第一届西学中研究班,系统学习了中医。1974 年创建江苏省中医院、江苏省中医药研究所皮肤科,是学科创始人。以后在江苏省中医院得到全国著名老中医许履和、干祖望的指导,系统研究了中医皮肤病学的理论。管汾教授精通中西医皮肤病学、性病学、美容中医学。

管汾教授在长期的中西医结合临床实践中积累了丰富的经验,形成了独特的学术思想,并付诸于临床,创制了一批中药或中西药复方制剂,至今还在大量的运用,深受广大皮肤病患者欢迎。管汾教授的学术特点有以下几方面。

1. 辨病与辨证相结合,以病统证

管老认为,中医皮肤科学在古代散见于中医外科文献中,并没有中医皮肤科专著,到近代才逐渐形成专科。中医辨证治疗特点明显,但对病的概念始终模糊,对疾病的过程及预后的判断十分不准确;中医皮肤科学也必须吸取现代医学的精华以利于学科的建设与发展;主张在弄清皮肤疾病本身诊断的情况下,再准确辨证。对病名主张以西医名为主,但必须掌握相对应的中医名,如荨麻疹,相对应有瘾疹、风痞瘤等中医名,在诊断与治疗上,应先诊为荨麻疹,再中医辨证为风寒外感或风盛热盛、热毒燔营、脾胃湿热、虫积肠脾等。如此辨证治疗后,可能疗效优于以抗组胺治疗为主的西药治疗。对结缔组织疾病,如红斑狼疮、硬皮病、皮肌炎进行诊疗时,更是要结合化验、普通病理及免疫病理检查、物理检查以明确诊断、判断预后,再进一步明确使用中药在治疗中所占的地位,辨清轻重缓急,是单独中药治疗,还是激素为主,辅以中药或先以激素等西药为主,再辅以中药以利于激素的撤减,逐渐过度到中药为主治疗。

2. 从"血"论治皮肤病，活用凉血、活血、补血、摄血等治疗方法

管老认为，中医学所指的人体阴阳平衡，有赖于气血运行的规律顺畅，而"血"是"气"的载体，血液的生化、运行更加重要。皮肤组织一旦气血濡养有障碍，必然发生病理变化，产生皮肤病。一方面，脏腑功能与气血功能息息相关，相互影响。另一方面，气血必须通过经络输布于皮肤，维持其正常功能。外感六淫或内伤七情，或有不内外因侵及皮肤，伤于气血，可能出现血热郁结、血热壅盛、热灼营血，血瘀阻络、血瘀气滞、血瘀痰凝、寒凝血瘀，血虚失养、血虚气虚，血虚风燥，血不养心，血不养肝、脾不统血、气不摄血，气虚血瘀等各种病征，临床表现多种多样，调整好血液的生成运化，在治疗皮肤疾病中有重大意义。

管老认为银屑病发作即为血分伏热、外邪侵袭、邪郁化火则血热壅盛，病久耗伤阴血致阴虚血燥，络脉不通致气血凝滞，脏腑功能失调致营卫不和，辨证将其分为风盛血热、风热血燥、热毒挟湿、风湿阻络、热盛伤阴、冲任不调六大证型，指导临床中医治疗获良效。管老认为银屑病发作极期热毒壅盛，应重用清热凉血解毒药，对慢性浸润肥厚者，常用活血化瘀之品如三棱、莪术、山甲、皂角刺等。依此理论，管老创制了院内制剂白疕合剂治疗银屑病。

在过敏性紫癜的治疗上，管老提出慢性期应以补气摄血为主，以补中益气汤为主治疗。在玫瑰糠疹的治疗上认为是血热之体，复之风邪所致，治以清热凉血，以紫草、茜草"双草"为主药组方，每每取得较好疗效。在结缔组织病如慢性盘状红斑狼疮的治疗上，主张以活血化瘀为主，常以柴胡疏肝汤合通窍活血汤加减化裁治疗。在白癜风的治疗上，管老认为调和气血是治疗大法，可辅以补益肝肾法治疗，往往疗效较好。

3. 中西互参，相互借鉴

管老对中西医结合治疗皮肤病造诣颇深，对临床治疗亦有许多心得。在管老带领下，江苏省中医院皮肤科开展了真菌、病理及免疫学检查，提高了诊疗水平。

雷公藤的运用，是30余年来中药治疗皮肤病的一个重要发现，现代医学认为雷公藤有抗炎、免疫抑制等方面的作用。管老结合现代医学研究，早在1979年即将雷公藤运用于银屑病的治疗中，认为雷公藤的产地、用药部位、炮制方法、提取方法不同，疗效有差异。管老创新性的将鸡血藤、甘草与雷公藤水提物或醋酸乙酯提取物配伍，创制了雷公藤I号及II号合剂，对治疗银屑病进行了临床观察，在取得疗效的同时也逐步认识到其不良反应的危害，为以后正确应用雷公藤治疗银屑病打下了基础。借鉴西药抗肿瘤药可治疗银屑病，管老提出在中药治疗

方剂中酌情加抗癌中药如青黛、菝葜、白花蛇舌草、乌蔹莓、半枝莲、山豆根等，可取得较好的疗效。而菝葜治疗银屑病不够理想，若与山豆根、丹参同用，则可提高疗效。

对系统性红斑狼疮的治疗，管老认为在激素撤减阶段，病人往往表现为阴虚内热证，这时应用杞菊地黄汤或知柏地黄汤为主的中药，可有利于激素撤减。对白塞综合征，结合临床报道，认为应以富含抗炎组分丹皮酚的徐长卿、丹皮等中药为主组方，配伍金雀根、土茯苓等，常可取得良好疗效。

在运用西药治疗手部湿疹方面，管老主张将普鲁卡因加泼尼松龙进行穴位注射，如取手脉部之穴位注射治疗手部湿疹，疗效显著。

在中西药复方制剂研究方面，管汾创制的"消风冲剂"，以古方消风散中的主要药物加西药抗组胺药、磷酸二酯酶抑制剂等联合组方，而西药含量只有常用剂量的几十分之一，治疗过敏性皮肤病，疗效显著，不良反应甚少，安全运用三十年，深受广大患者喜爱。

在外治有渗出的皮炎湿疹方面，结合西药外用原则，管老中药油剂的应用颇具特色，如黄灵丹、青敷散植物油调敷治疗，将地榆粉、紫草粉与氧化锌合用组方治疗湿疹也有良效。

管老从医以来，学贯中西，他始终以临床为主，中西医诊疗皮肤病都有相当高的水平，其宝贵经验值得我们研究，并发扬光大。

（江苏省中医院皮肤科　闵仲生）

二、清热凉血法治疗红斑鳞屑及皮炎类皮肤病200例疗效观察

1996年以来我们在管汾主任指导下应用中药清热凉血法治疗皮炎类皮肤病200例，并设对照组135例进行对比观察，现报告如下。

1. 临床资料

（1）一般资料　选择患者均为我院门诊、住院病人。治疗组200例中，男136例，女64例；年龄20～70岁，平均年龄45岁；病程3天～3年。病种：玫瑰糠疹57例，寻常型银屑病63例，点滴型副银屑病35例，特异性皮炎（AD）45例。对照组135例，男80例，女55例；年龄22～66岁，平均年龄44岁；病程5天～2年。玫瑰糠疹34例，寻常型银屑病30例，点滴型副银屑病28例，特异性皮炎43例。两组病例年龄、病程及病种例数无显著性差异。

（2）西医诊断标准　参照玫瑰糠疹、银屑病、点滴型副银屑病、AD诊断

标准。

（3）症候特点及中医辨证 皮损多呈鲜红，局部有灼热感，瘙痒不适；伴有发热心烦，口干唇燥，小便短赤，大便干结，舌红苔黄，脉数等，当属血热之证。

2. 治疗方法

（1）药物及使用方法 治疗组使用中药清热凉血剂，方选犀角地黄汤合清营汤加减，主要药物有水牛角30g、生石膏15g、知母10g、生地15g、赤芍12g、丹皮10g、黄芩10g、凌霄花10g。玫瑰糠疹、点滴型银屑病加银花12g、板蓝根30g、牛蒡子10g。特异性皮炎（AD）加荆芥10g，防风10g，徐长卿10g，菝葜10g。银屑病加鬼箭羽10g，鸡血藤10g，土茯苓30g。诸证瘙痒明显者可加蝉蜕6g、僵蚕10g或乌梢蛇10g等虫类搜风止痒药。方中生石膏先煎，余药加入，水煎服2次，每日1剂。对照组用江苏济川制药有限公司（卫药准字208406）批号020902的扑尔敏4mg，3次/日，口服。同时配合外用止痒药水，每日2次。7天为1疗程，一般治疗2~4个疗程。

（2）疗效判断 临床治愈为皮损消退≥95%，自觉症状消失；显效为95%＞皮损消退≥60%，自觉症状消失或减轻；好转为皮损消退＞30%，自觉症状减轻；无效为皮损消退＜30%或未见消退，自觉症状未减轻。有效率＝［（临床治愈例数＋显效例数）/病例数］×100%。

3. 结果

治疗组200例中，88例临床治愈，72例显效，有效率为80%；对照组135例中17例临床治愈，37例显效，有效率为40%。治疗组总有效率与对照组相比经统计学处理有显著性差异（$P<0.01$）。另外，两组各病种总有效率进行比较，结果也显示有显著性差异（$P<0.01$）。

表1 治疗组与对照组疗效比较

| 病种 | 清热凉血法治疗组 | | | | | | 扑尔敏对照组 | | | | | | P值 |
	例数	治愈	显效	有效	无效	总有效率（%）	例数	治愈	显效	有效	无效	总有效率（%）	
玫瑰糠疹寻常型	57	34	12	9	2	80.70	34	11	8	9	6	55.88	<0.01
银屑病点滴型	63	18	32	7	6	79.37	30	0	6	9	15	20.00	<0.01
副银屑病	35	21	6	7	1	77.14	28	0	7	6	15	25.00	<0.01
特异性皮炎	45	15	22	5	3	82.22	43	6	16	13	8	51.16	<0.01
合计	200	88	72	28	12	80.00	135	17	37	37	44	40.00	<0.01

当代中医皮肤科临床家丛书

管汾

4. 讨论

上述诸病，症候特点为斑疹色红而痒是异中之同，也是辨证之关键。《诸病源候论》记载："凡瘙痒者，是体虚受风，风入腠理，与血气相搏，而俱往来在于皮肤之间，邪气微不能冲击为痛，故但瘙痒也。"《外科大成·诸痒》曰："诸疮痒痛，皆属于火"。近代赵炳南、朱仁康有"内有血热，外受风邪或夹杂燥热之邪，内外合邪，热壅血络。"故立清热凉血为其治疗基本原则，异病同治。《素问·至真要大论》"热淫于内，治以咸寒，佐以甘苦。"叶天士《外感温热篇》说："入血就恐耗血动血，直须凉血散血。"主选方剂为犀角地黄汤合清营汤加减。方中水牛角苦咸性寒，清热凉血解毒，寒而不遏，且能散瘀，为君药；生石膏、知母、生地黄、赤芍、丹皮清热凉血，有人认为生石膏过于辛寒，易伤脾胃，不宜多用，但也有认为"生石膏"在治疗急性发热性皮肤病中，可广泛使用，不必有过多顾虑；知母养阴清热，助生石膏清热之功。

从现代医学角度，玫瑰糠疹、银屑病、点滴型副银屑病、特异性皮炎均有皮肤炎症反应，如毛细血管扩张，通透性增加等。有研究生地黄、赤芍、丹皮等清热凉血之品可以抗迟发型过敏反应，抗皮肤血管炎，抗炎，抑制血小板聚集，降低毛细血管通透性；银花能促进淋巴细胞的转化，并增强吞噬细胞的吞噬功能，对炎症过程的毛细血管通透性增高和水肿有抑制作用，其机制与促进肾上腺皮质激素分泌有关；黄芩有明显抗炎作用，能抑制炎性介质生成，减低毛细血管通透性，抑制肥大细胞释放组织胺，作用强度与色甘酸二钠相当，能抑制抗原与IgE结合。

综上所说，诸药合用，中医不仅可以清血分毒热，而且可以散血分瘀滞，滋热伤之阴；现代医学研究也显示了其治疗作用，故而能达到异曲同工之效。

（江苏省中医院皮肤科　陈　力　单敏洁　李红兵）

三、管汾主任中西医结合治疗皮肤病特色探讨

管汾主任医师是江苏省名中西医结合专家，是江苏省中医院、江苏省中西医结合医院皮肤科的创始人，在江苏省皮肤病学界有影响力的老前辈。管汾主任为人谦和，治学严谨，携提后秀，德高望重，桃李遍及全省，为全省中医皮肤科事业的发展做出了重要的贡献。管汾主任在皮肤病治疗中独树中西医结合的旗帜，中西医理论造诣精深，临床经验丰富，中西医并举，治法多变，随症而施，效果彰显，用药灵活，价格低廉，使用方便。笔者有幸随老师侍诊多年，亲聆教诲，

受益匪浅。

重温《实用中医皮肤病学》，为探索管汾主任的学术思想，指导今后的临床工作，今就有关管汾主任的中西医结合治疗皮肤病的特色做如下探讨：

1. 中西医结合研究皮肤病的学术思路

（1）正确掌握中西医两种不同医学理论的体系　管汾主任认为皮肤病的中西医结合研究和其他学科一样，首先应该学习和全面掌握中西医两种医学的理论知识，并能够在临床上熟练运用。中西医结合研究就是要从这两种医学体系的不同侧面和层次吸取两者的精华，取长补短，来研究人体和疾病的关系，加以综合分析，管汾主任潜心钻研古代文献，提出《诸病源候论》、《外科正宗》和《医宗金鉴·外科心法要诀》三本医著是从事中医皮肤病学工作者必读之书，为深入挖掘中医学宝库研究注入活力。

应用现代医学诊断皮肤病，不仅依靠皮损、体征和病史资料，还须结合许多物理、化学和组织病理、免疫学、电镜等较科学较先进的技术帮助，不仅明确疾病的诊断，又是还可以了解到何种脏器受累的程度，这样更有利于论治的针对性和正确性。

（2）灵活运用中西医理论为指导

①以中医理论为主导思想　例如用中医"治风先治血，血行风自灭"的理论治疗瘙痒性皮肤病，以"清热解毒法"治疗感染性皮肤病，以"扶正固本法"治疗免疫缺陷性皮肤病，以"活血化瘀法"治疗有血瘀证候的多种皮肤病，都是应用中医"异病同治"的理论来指导中西医结合的范例。

②以西医理论为主导思想　应用有抗真菌的茵陈挥发油治疗皮肤真菌病，应用有抗癌作用的山豆根、雷公藤等中草药治疗银屑病，是以西医理论来指导中西医结合疗法。

③以中西医结合理论为主导思想　应用西药注射中医的特定穴位，如用维生素 B_{12} 注射液注射足三里治疗特应性皮炎，用中药白斑酊配合西药治疗白癜风，管汾主任制定的中成药消风冲剂治疗瘙痒性皮肤病等，以上药物至今仍在临床上发挥着有效的作用，充分发挥了中西医结合的优势。

2. 中西医结合研究和治疗皮肤病的方法

经过几十年的探索，管汾主任提出了较完整的中西医结合治疗皮肤病的方法，在临床取得了良好的疗效，今加以总结归纳如下：

（1）辨证与辨病相结合

①辨病为主，结合辨证论治　例如系统性红斑狼疮，根据临床症状、实验室检查确诊，合以中医辨证论治分型，实证有热毒炽盛、气滞血瘀、毒邪攻心、热邪伤肝、心脾积热，虚证有阴虚内热、气阴两虚、阴阳两虚、脾肾阳虚，西医只能用激素或者免疫抑制剂等千人一面，而中医可因人因时因地而异的施治。

②辨证论治为主，结合辨病　例如急性湿疹与带状疱疹，中医辨证均以湿热论治，但按西医辨病则两者病因不同，前者系过敏性皮肤病，后者为病毒性皮肤病，故应用中药处方时用药可针对不同病因而异，同一龙胆泻肝汤治疗前者以黄连、苦参、忍冬藤等为主，后者以板蓝根、大青叶、紫草等为主，这样可以取得更好的效果。

（2）舍病从证或舍证从病　例如下肢皮下结节性皮肤病是一组包括很多种皮肤病的疾病，其病因常不明了，虽然经各项检查仍难得到明确诊断时，可以"舍病从证"抓住红、肿、热、痛等证的共同特点，予以清热利湿、活血化瘀、理气通络可取得良好效果。脓疱疮的病因是感染细菌而引起，病因较明确，可以采用"舍证从病"，重用黄连、银花、地丁、蚤休一类有抗菌作用的中草药治疗，效果更佳。

（3）无"病"从证和无"证"从病　所谓"无"字并非真"无"，而是指临床上有些疾病往往症状不明显，或者虽症状明显，但由于种种条件限制暂时查不出具体的阳性结果，此时可采用无"病"从证或无"证"从病的方法进行结合。例如老年性皮肤瘙痒症，往往瘙痒不止且皮肤干燥不适，此时按中医辨证，予以养血润肤、活血通络，用养血润肤饮加减或四物消风散并配合体针、耳针、穴位注射收效颇佳。"疖病"一症，系化脓菌侵入毛囊及周围组织而引起的化脓性炎症，反复发作，不宜痊愈。在发病严重时，中医辨证属热毒炽盛，当以清热解毒，五味消毒饮从治。治疗后疖肿虽可消失，但不能防止其复发，因此，此时虽无症状，但当设法提高机体抵抗力，或扶助正气以免病之再发，在清热解毒的基础上加以扶正固本之品，此为治病之本。

（4）辨病与辨证，分阶段论治　即在疾病发展的不同阶段中，根据病情的轻重，使用不同的中西医药，或侧重于中医辨证用药，或侧重于西医辨病用药，或中西结合同用。例如寻常性天疱疮是一种病情严重而预后不良的大疱性皮肤病，在疾病急性发作期，若按中医辨证论治予清热解毒或凉血清营法治疗，很难控制病情，为防止病情恶化，甚至危及生命，此时当急投大剂量皮质类固醇激素并补充维生素及抗生素等西药以防止继发感染。待病情基本控制，其激素可减予减量，或加用有激素作用的生地、玄参等中药替代激素，待症状大部消退，再拟中药清脾除湿或养阴益气调理，这种分阶段有重点的灵活施用中西医药是中西医结合一种较为优良的方法，可相互配合，提高疗效。

上述是本人对管汾主任学术思想及其临床理念和治疗经验的学习心得，有许多治法确有其独到之处，应用得当，疗效显著，值得进一步学习研究和掌握。

（江苏省南京市玄武区中医院　孟　宁）

四、管汾主任治疗银屑病及结节性红斑点滴体会

管汾主任为江苏省名中西医结合专家，行医 50 余年，医术精湛，治学严谨，学验俱丰。我有幸随师临证多年，获益不浅，受益终身。现整理一二，或可窥其一斑。

管汾主任原本是学西医的。1958 年为了抢救、继承祖国医学，省卫生厅从各地医院精选一批学术骨干脱产学习中医，管老是第一批西学中成员。通过三年系统学习，管老掌握了中医的基础理论知识，并灵活运用于临床，通过几十年临床工作经验并结合多年来中西医结合研究皮肤病的历史及现状，管老认为中医和西医是两种不同的医学理论体系，各有其特点。中医学对人体的观察偏重于整体观念，它对脏与腑，体内与体表，气血、经络与皮肤之间的内在联系较为重视，通过四诊八纲的辨证方法来了解人体与疾病过程中的动态生理和病机转变，以此作为指导，形成一套理、法、方、药的治疗原则和方法，因此它的整体观念较强。西医则是建立在解剖、组织、病理、生理、生化等学科基础上来认识人体和疾病并给予治疗的，其客观指标和针对性较强。在皮肤病的治疗中，应取其各家所长，提高疗效。管老认为，首先应辨病与辨证相结合，西医辨病，明确诊断，中医辨证，施以治疗。如银屑病是一种常见的慢性鳞屑性皮肤病，诊断不难，治疗比较棘手，且反复发作，病人比较痛苦，管老认为该病不论何因所致，其发病机制不外乎热雍血络或阴伤血燥，治疗原则以清热凉血、养血润燥为主，按证候、病期不同有所侧重。常用药物有土茯苓、生槐花、生石膏、蒲公英、板蓝根、大青叶、忍冬藤、丹皮、黄柏等，养血润肤有当归、生地、鸡血藤、何首乌、黄精、天冬、麦冬、大胡麻、丹参等，祛风止痒用麻黄、桂枝、防风、蝉衣、苦参、白鲜皮、蜂房、蜈蚣、全蝎、乌梢蛇、白花蛇等。对皮肤慢性浸润肥厚者，用三棱、莪术、穿山甲、皂角刺等活血软坚。他研制的白疕合剂、双藤合剂治疗寻常型银屑病，总有效率分别为 83.8% 和 87.1%。

当代中医皮肤科临床家丛书　管　汾

病案一：芮某，男，26 岁，一周前因扁桃体炎而发热，第二天皮肤出现点状红斑、瘙痒，之后红斑迅速增多，瘙痒，抓之皮屑纷纷。查体后发现全身（除面部）均见散在绿豆大至分币大小浸润性红斑，表面附银白色鳞屑，抓刮后露出点状出血，舌红、苔薄，此为风盛血热所致。治宜清热凉血祛风，药用土茯苓 30g、生槐花 30g、蒲公英 30g、生地 15g、丹皮 9g、当归 9g、大胡麻 9g、首乌 9g、蝉衣 5g、蜂房 5g、生甘草 3g，局部外涂加味黄芩油膏。

半月后二诊时，皮疹红色明显变淡，鳞屑少见，继投原方，40 天后皮疹消退殆尽，残留色素减退斑，嘱继服成药白疕合剂，以资巩固。

在银屑病的治疗中，管老除上述常用药外，对雷公藤的运用独有见解，雷公藤具有抗炎、免疫调节、疗效稳定、停药后不反跳等作用。管老在治疗银屑病的进行期常用雷公藤，往往收到显著效果。管老认为雷公藤的抗炎效果与糖皮质激素类似，小剂量运用，能增强肾上腺皮质功能，拮抗并抑制炎症介质的释放，干扰 DNA 的复制，只要使用得当，完全可以避免其毒副作用，提高疗效。

在治疗皮肤病中，除辨证与辨病相结合外，有些病则应舍证从病，管老认为某些疾病"证"与"病"虽然同时存在，但可根据病情的轻重，矛盾的主次，可采用舍证从病的方法。如扁平疣、寻常疣，如果按中医辨证，采用祛风清热治之，收效不显著，如果用抗病毒中药则效果满意。管老曾用自拟方治疗疣，效果显著。

病案二：秦某，女，20 岁，面部出现丘疹 3 年，近两个月增多，时感瘙痒。查体面颊、前额、手背部密集米粒大小扁平丘疹，淡褐色，表面光滑，舌红苔薄，脉细数，证属风热毒蕴，发于肌肤。治宜祛风清热解毒，药用马齿苋 30g、大青叶 30g、板蓝根 30g、防风 6g、野菊花 6g、薏苡仁 30g、连翘 10g、红花 6g、制香附 30g，外洗，一周后病人复诊，皮疹基本消退，嘱病人再外洗一周以巩固疗效。治疗中管老选用多味抗病毒中药外用，直接作用于疣体，避免了大剂量服用苦寒药物带来的副作用，病人特别是年幼病人易于接受。

皮肤病种类繁多，有些病适用于舍证从病，而有些又适用于舍病从证。某些皮肤病虽然诊断明了，但没有特殊有效的药物治疗。如下肢结节性红斑，管老将病分为湿热蕴结证和气血凝滞证两大证型，分证论治，灵活用药。

病案三：周某，女，30 岁，两下肢反复发作皮肤结节已 3 年，再次发病 1~3 周不等，发作时两小腿有大小不等的红斑、硬结，自觉疼痛，以后红斑转为褐色或黄色，结节缩小而消退。病理检查符合结节性红斑。过去有慢性喉炎及鼻炎史。此次发病仅 2～3 天，除皮疹外，伴午后低热、关节痛、头昏乏力，胃纳减退。检查：两下肢见指头至核桃大小皮下结节 10 余个，表面色鲜红，扪之有灼热感并有压痛。抗"O"正常，结核菌素试验阴性，血沉 34 毫米/小时。舌红苔腻，诊断为结节性红斑，其表现为湿热蕴结之证，故予清热祛湿治之。嘱卧床休息，抬高患肢。药用牛膝 9g，黄柏 9g，忍冬藤 30g，连翘 9g，赤芍 9g，泽泻 9g，车前子 9g，晚蚕沙 9g，红花 9g，生甘草 3g。

二诊时，下肢红斑色泽明显变暗变淡，结节亦有缩小，疼痛减轻，反感下肢麻木沉重。此际似属气血凝滞，经络壅阻，故改用活血化瘀，理气通络法。药用：鸡血藤 30g，牛膝 9g，丹参 9g，赤芍 9g，川芎 9g，泽泻 9g，泽兰 9g，制香附 9g，陈皮 5g，茯苓皮 12g，生甘草 3g。连进 10 剂，皮损全部色淡痛止，临床痊愈。

结节性红斑的治疗一般多以活血化瘀为主，管老认为应根据其临床证候进行辨证，其不外乎湿热与血瘀两型。治疗时有所侧重，并在此基础上予以加减。结节焮红赤肿，小便黄，大便秘结者，加大黄、丹皮、山栀子、紫草、蒲公英、大青叶等，以清热凉血。结节融合成大片斑块，色紫暗，质地坚实，久治不化者，加软坚散结之品，如昆布、海藻、山慈菇、穿山甲、三棱、莪术、贝母等。有恶寒、发热、咽痛等表证时，加牛蒡子、桔梗、射干、山豆根等。伴关节疼痛者，加豨莶草、秦艽、木瓜、羌活、独活等，以祛风除湿。足踝浮肿，久而不消者，重用黄芪、防风、苍术、泽泻、滑石等利水消肿之品。

皮肤病的治疗过程中，许多疾病皮损已全部消退，但病人的自觉症状似乎仍然明显，但由于种种条件限制查不出阳性结果，此时可采用无病从证的方法。如带状疱疹是一种病毒性疱疹性皮肤病，中医辨证为肝经湿热或脾湿内蕴所致，经清热利湿或健脾除湿法治疗后，皮疹往往可以较快消退而痊愈。但某些老年患者疾病虽愈，疼痛尚存，管老认为此时湿热之邪虽退，但气血凝滞未解，治宜理气活血疏肝理气、活血通络，柴胡疏肝饮或川楝子散加减。

病案四：王某，67 岁，两月前右侧胸背刺痛，3 天后出现红斑、水疱，皮损迅速扩大，疼痛剧烈，经抗病毒、营养神经治疗，十天后皮损干涸，但疼痛剧烈，夜不能寐。先后服用止痛法、艾灸等方法，疼痛略有好转，就诊时面容痛苦，手按压在右侧胸部，检查患处后见带状色素沉着，舌暗红，苔薄，脉弦细，证属气滞血瘀，治宜行气活血化瘀止痛。药用柴胡 10g，白芍 10g，当归 10g，川芎 6g，枳壳 10g，香附 10g，郁金 10g，延胡索 10g，乳香 10g，没药 10g，灵磁石 30g。二诊时疼痛略减轻，原方中加全蝎 3g，连服半月，疼痛明显减轻。嘱病人原方继续治疗，2个月后疼痛完全消失。

管老在长期的临床科研工作中，积累了丰富的经验，特别是对皮肤病在临床上的中西医药结合作了初步探讨，为我们今后在深入开展皮肤病的中西医结合研究方面，提供了可以借鉴的思路、途径和方法。

（江苏省中西医结合医院　朱黎明）

五、浅谈管汾主任银屑病从"血"论治经验

银屑病，是一种常见并易复发的慢性炎症性皮肤病。中医学文献记载有"松皮癣"、"干癣"、"白壳疮"、"白疕"等病名。《外科大成》对其有如下描述："白疕，肤如疹疥，色白而痒，搔起白皮，俗呼蛇风，由风邪客于皮肤，血燥不能荣养所致"。其证候特点表现为皮损为红色的丘疹、斑疹，可融合成片，边缘明显，上覆多层银白色鳞屑，将鳞屑刮除后有发亮薄膜，再刮除鳞屑有点状出血现象。究其病因病机，本病多因素体血热内蕴，营血亏虚，化燥生风，肌肤失养而成。故管汾主任临床治疗银屑病强调从血论治，管老认为，目前中医各家对银屑病的辨证分型众多，但从其发展演变过程来看，离不开血热、血燥、血瘀三型论治。但不论何因所致，其发病机制不外乎热壅血络，阴伤血燥和瘀阻脉络三个方面，故治疗原则，总以清热凉血、养血润燥，活血化瘀为主，再适当加减。初起多因血分伏热，外感风邪，风热相搏，阻于肌肤，导致皮色潮红、起屑；若病久或反复发作，则内外之邪，郁而化火，耗伤阴血而致阴虚血燥，肌肤失养，皮屑干燥叠起白屑；病程日久，气血运行不畅，以致经脉阻塞，皮疹逐渐增厚，色呈暗红，正如王清任《医林改错》云："血受热则煎熬成块"。

在随诊中，管老对进行期银屑病擅用土槐饮加减，管老认为：本病初起总因血分蕴热，外感风邪，风热相搏为患。故治法不外清热，凉血，祛风。药物多选择土茯苓、生槐花、白茅根、生地、丹皮、紫草、当归、首乌、蝉衣、薄荷、白鲜皮、生草等。

如管老临诊一张姓患者，男，27岁。一周前因扁桃体发炎而发烧，次日皮肤出现少数小红斑，皮屑伴瘙痒，并日趋增多。无特殊饮食或药物史，既往无相关病史。检查见全身（头、面部除外）散在分布大小浸润性红斑，表面附银白色鳞屑，刮除后露红色点状出血，舌红苔薄。管老认为：此为风盛血热所致银屑病，治宜清热，凉血，祛风，方用土槐饮加减。土茯苓30g，生槐花30g，蒲公英30g，生地15g，丹皮9g，当归9g，大胡麻9g，首乌9g，蜂房6g，蝉衣5g，生草3g。局

部外用加味黄连膏。二诊时皮疹红色明显变淡，鳞屑减少，予原方加减续服。五诊后，仅留色素脱失斑，嘱续服成药白疕合剂，以资巩固。

而对静止期或退行期银屑病管老认为：此时皮疹颜色淡红，鳞屑减少，瘙痒不甚，伴口咽干燥。舌质淡红，苔薄白，脉细濡或沉细。辨证当属血虚风燥证，治疗上当以养血，滋阴，润燥为主，方选养血润肤饮加减。药物多以当归、丹参、生地、熟地、玄参、首乌、天冬、麦冬、麻仁、蝉衣、桑叶、生草等。若病程日久，皮疹反复不愈，呈斑块状，鳞屑较厚，色暗红，舌质紫黯有瘀点，脉涩或细缓，则酌加活血化瘀、行气通络之品，如鸡血藤、川芎、桃仁、红花、三棱、莪术、香附、枳壳、陈皮等。

但在临诊中，管老不是一味拘泥于辨证，用药灵活，如急性进行期，选清热凉血药为主，佐以养血润燥之品；慢性静止或退行期，选用养血润肤药为主，佐以清热凉血。对慢性浸润肥厚并局限者，加用活血软坚之品，如三棱、莪术、山甲、角刺等。对特殊型银屑病，又当不同辨证，加以不同的治则和方药。如治一病例：王某，女，36 岁。既往有银屑病史。三个月前，因食鱼后全身皮肤作痒，并出现红斑、白屑、抓痕，检查见全身散在点滴或钱币状红斑，浸润肥厚，上附白色鳞屑，抓后有点状出血现象。诊断为血热型白疕，予白疕合剂（江苏省中医院自制制剂）2 瓶内服，外用加味黄芩膏。二诊时，皮损色淡，鳞屑减少，痒轻。共服 20 瓶（每瓶 200 毫升），皮疹全部消退，留色素沉着之淡褐色斑，临床痊愈。

此外管老治疗银屑病单味中药善用雷公藤，用量 10～25g。雷公藤有类似皮质类固醇激素和免疫抑制剂的作用，动物实验证明有抗肿瘤活性作用。临床观察，在配伍中加入雷公藤，病者瘙痒程度明显减轻，皮损变淡变薄，鳞屑减少。管老在治疗中，还喜配伍鸡血藤 30g，并加甘草以和胃，可减轻雷公藤之副作用。并要求患者每月查血常规及肝功能。其首创"双藤合剂"治疗银屑病的理念至今仍对银屑病等皮肤病的治疗有指导意义。

（江苏省无锡市中医医院　王子雄）

六、浅谈管汾老师治疗痤疮经验

痤疮是一种常见病，由于现代生活的水平的提高，该病发生率越来越高，笔者曾有幸跟随管汾老师学习，受益良多，现就个人学习体会小结如下。

1. 辨证分型

（1）肺胃积热型，症见粟米大毛囊性丘疹、粉刺，以枇杷清肺饮汤加减：枇杷叶 10g、生地、桑叶各 10g、黄芩 10g、丹皮、赤芍各 15g、甘草 8g、夏枯草 15g、熟大黄 10g、石膏、白花蛇舌草各 30g。

（2）湿热火毒型，皮损以小脓疱为主，以五味消毒饮合黄连解毒汤加味：银花、野菊花、蒲公英、丹皮、赤芍、连翘各 15g、紫花地丁、黄连、黄芩、黄柏、山栀各 10g、生甘草 8g、生大黄 2g。

（3）痰湿瘀结型，症见丘疹、结节不红或微红，重者形成囊肿或瘢痕，药用：白花蛇舌草 30g、浙贝、昆布、山慈菇、瓜蒌各 20g、丹参 30g、赤芍、丹皮各 18g、陈皮、当归、白芷各 15g、枇杷叶 9g、甘草 6g。

（4）肝肾阴虚、冲任失调者，多为中年女性，丘疹每随月经周期变化，伴月经不调或痛经，以二至丸加减：生地 18g、丹参 15g、女贞子、旱莲草、玄参、仙茅、淫羊藿、当归各 12g、甘草 6g。胸胁胀满加柴胡、郁金、香附，痛经明显加延胡索、木香。

2. 用药经验

（1）丹参：囊肿、结节或疤痕用大剂量丹参（30～50g），月经期女性患者则不用或少用（若为气滞血瘀、瘀热胶结所致月经后期则可放心使用），若为瘀热内结、冲任不调所致痛经则配柴胡、郁金、益母草、香附。

（2）白花蛇舌草、茵陈、甘草。管老师认为三药联用可滋阴泻火、清热凉血解毒，标本兼顾。实验证实，三药既可调节内分泌、抑制皮脂腺分泌，又可抗痤疮杆菌。

（3）对女性患者表现为痤疮经前加剧或诱发，月经不调，伴有乳胀、附件炎等，皮损好发于下颏、眉间、鼻旁、面颊或口周，根据月经分期治疗：卵泡期滋肾阴、益气血，排卵期补阴温阳、促排卵，黄体期温养督脉、补益胃气、补火生土，月经期活血理气调经，周期疗法有利于调节内分泌，痤疮与月经不调常同时治愈。

3. 典型病例

张某某，女，32 岁，工人。1986 年 8 月 15 日初诊。面部皮疹 11 年。面部反复出现丘疹，脓疱，面部油腻以鼻部为重，尤其月经来潮前皮疹更多，并留有紫红色色素沉着斑。经多家医院治疗，曾用过痤疮王、新肤螨灵霜，以及泰尔丝，丹参酮等药均未愈。刻诊，面颊部、额部等处可见黑头和白头粉刺，毛囊型脓疱疹。面部较为油腻。尤其月经来潮前皮疹更为增多，并留有紫红色色素沉着斑。伴有经期乳房作胀，月经先后无定期，经期心烦易怒等症状。舌苔黄，脉弦。此为冲任失调，湿热内蕴所致。拟方调理冲任，清理湿热法。柴胡15g，郁金12g，仙灵脾12g，仙茅12g，女贞子12g，白芍12g，蒲公英12g，黄芩12g，山楂12g，丹参12g，茵陈15g，白花蛇舌草30g，甘草6g，黄连5g，夏枯草15g，香附12g，王不留行12g，黄柏12g。5剂药后皮疹大部分消退，再进5剂，皮疹完全消失。一年后来院时称未再复发。

（江苏省盐城市中医院　司在和）

七、管汾治酒渣鼻经验

酒渣鼻是一种血管运动神经功能失调引起的慢性皮肤病，多见于中年人，以男性为多，皮疹好发于颜面中部，主要是鼻尖、鼻翼两侧，其次可延及两颊、额及下颌部，给患者带来很大的苦恼，如单纯用西药治疗难以奏效。我师管汾主任医师从事皮肤病临床实践40余载，积累了丰富经验。近年来，用中药治疗为主，辅以西药治疗酒渣鼻取得了满意的疗效，现结合1997～1998年2月收集的18例（均为门诊患者，符合酒渣鼻的诊断标准。其中：男12例，女6例；年龄最大63岁，最小21岁；病程最短10个月，最长5年；单纯鼻部而生者15例，鼻及面部者3例）完整资料总结如下：

1. 治疗方法

（1）中医治疗　以自拟清热祛脂汤为主，其基本组成为：黄芩10g，山栀10g，桑白皮10g，蛇舌草10g，丹参15g，蒲公英30g，半枝莲15g，生石膏20g，生山楂15g，决明子15g，丹皮10g，葛根10g，橘叶10g，生甘草6g。水煎内服。1日1剂，具体运用时，鼻部痒甚者，加蝉蜕6g、白鲜皮10g；大便秘结者，加大黄10g；皮损浸润肥厚呈紫红色者，加桃仁10g、红花10g、归尾10g。

（2）西医治疗　口服维生素 B_6 2片、维生素 C 2片，3次/d，有脓疱者，加用菲宁达凝胶外搽。

2. 疗效观察

（1）疗效标准　痊愈为红斑丘疹消退，自觉症状消失；有效为丘疹脓疱消失，红斑部分消退；无效为鼻部及皮损浸润肥厚无明显改善。

（2）治疗结果　3个疗程痊愈3例（10d为1个疗程），4个疗程痊愈5例，5个疗程痊愈3例，有效6例，无效1例，总有效率为94.4%。

3. 典型病例

朱某某，男，53 岁，3 年前开始，鼻部发生皮肤潮红而痒，以后日渐扩大致两颊部，相继发现红斑，平素嗜烟酒，常有便秘史。检查：鼻尖、鼻翼及两颊部有弥漫性红斑，其上可见毛细血管扩张及少数丘疹，苔薄黄。诊断为酒渣鼻，系肺胃积热证，治宜清热解毒。中医治疗用清热祛脂汤加归尾 10g、大黄 10g；西药口服维生素 B_6 2 片、维生素 C 2 片，3 次/天。上法治疗 1 个月，丘疹红斑明显减退，后改服黄连上清丸 6g，每日 2 次。

4. 讨论

酒渣鼻俗称酒糟鼻、红鼻子。《医宗金鉴》云："此证生于鼻准头及鼻二边。由胃火熏肺，更因风寒外束，血瘀凝结。故先红后紫又变为黑，最为缠绵。"本病的病因尚未完全明了，可能是在皮脂溢出的基础上，由于各种因素作用，使患部血管神经失调，毛细血管长期扩张所致。此外，长期饮酒，消化道功能紊乱，内分泌功能失调以及冷热、风吹、日晒等物理因素长期刺激，此外，情绪激动及精神紧张均可成为促使发病的因素。辨证时，当分析以热为主或以瘀为主。一般早期表现以血热为明显，而晚期则以血瘀为主，故治疗时亦有所侧重。在清热祛脂汤中重用黄芩、桑白皮、山栀、生石膏清肺胃之热，辅以蒲公英、半枝莲、蛇舌草清热解毒，丹参活血祛瘀，丹皮、赤芍清热凉血，决明子、生山楂祛脂，以炙甘草调和诸药为使。同时配服维生素 C、维生素 B_6 以促进脂质代谢。

由于酒渣鼻发生在面部，给患者工作、社会人际交往带来诸多不便，故要求治愈的心情较为迫切，西医对治疗本病又颇为棘手，故管师从整体出发，辨证求因，以肺胃论治寻找出中西医治疗酒渣鼻的有效方法，缩短了病程，增强了患者治愈本病的信心。

随着改革开放深入发展，人们的物质生活水平不断提高，酒渣鼻的发病仍有上升趋势。因此，日常生活中须注意荤素搭配，饮食宜清淡，忌食高糖、高脂肪、油炸、辛辣刺激食物及烟酒之类，保持大便通畅是预防本病发生的有效方法。

（江苏省南京市建邺区中医院　梁浩云）

八、管汾辨治皮肤病经验点滴

江苏省中医药研究所皮肤科管汾主任医师，治疗痤疮喜用石膏，银屑病喜用雷公藤，结节性红斑尝用活血化瘀法等，并创新药消风冲剂以治疗皮疹，均有实用价值。

管汾主任医师，学贯中西，业医四十余载，临床经验丰富，并著有《实用中医皮肤病学》一书。笔者有幸随管师临证学习，亲聆教诲，获益匪浅。现将其临证治疗经验举要于下，以飨同道。

1. 治痤疮　清肺胃　喜用石膏

寻常痤疮是一种常见的皮脂腺疾病，中医称"肺风粉刺"、"肺风疮"（《外科启玄》）"面皰"（《诸病源候论》）。管老认为，此病病因为肺经血热，熏蒸颜面；或恣食膏粱厚味，脾胃积热，复感风邪所致。喜用石青配枇杷清肺饮加减。药如：石膏、枇杷叶、桑白皮、黄芩、生地、知母、茵陈、山栀、蝉衣、甘草等。其中石膏辛甘大寒，入肺胃经，善清肺胃之热。现代药理研究，石膏对神经系统及肌肉有抑制作用，并能减少血管渗透性，解热、镇痉及消炎。配伍黄芩、桑白皮、枇杷叶以泻肺火；知母、茵陈、山栀以清胃热，蝉衣疏散风热；甘草调和诸药。药后肺胃积热得清，痤疮自消。临证若遇便秘者，加大黄；脓疮明显，热毒炽盛者；加紫地丁、蒲公英、银花等；结节性或囊肿性痤疮，则加用当归、川芎、赤芍、丹参、陈皮、昆布、海藻、贝母、半夏等活血化痰之品。外用皮脂搽剂（硫黄 10 克，枯矾 2 克，轻粉 2 克，共研细末，以 10% 大黄水加至 500 毫升）以去脂、消炎、止痒。反复告诫病者，进免挤压，少食油腻、脂肪、辛辣等物，多食水果、蔬菜以保持大便通畅。

病案一：刘某，男，19 岁。1992 年 2 月 17 日初诊。

主诉：面部出现颗粒 3 年余，近 3 个月来加重。查：面部满布丘疹、黑头粉刺损害，并见有囊肿、脓疮等皮疹。舌苔黄腻。此为肺胃积热之证。治以清肺胃之热。

处方：生石膏 30 克，知母、黄芩、山栀、生地、枇杷叶、凌霄花、红花、赤芍各 10 克，蛇舌草、蒲公英各 30 克，生甘草 6 克。每日 1 剂，水煎服。外用卡那霉素软膏。

服药 2 个月余复诊，面部丘疹、脓疮、囊肿全消，皮肤残留疤痕，基本获愈。

2. 治银屑病　清凉养润　善加雷公藤

银屑病，中医称"白疕"，是一种顽固难治的慢性皮肤病。管师认为，本病病因不外风、热、燥，病机属风邪（兼寒或热）外侵，郁久化热，热入营血，久则耗津灼液，致血燥液枯，肌肤失养。其治则总以清热凉血，养血润燥，祛风止痒为主。常用药物：清热凉血，有土茯苓、生槐花、生石膏、蒲公英、板蓝根、大青叶、忍冬藤、丹皮、黄柏等，用量15～30克；养血润燥，有当归、生地、鸡血藤、首乌、黄精、天冬、麦冬、大胡麻、丹参等，用量9～15克；祛风止痒，有麻黄、桂枝、防风、蝉衣、苦参、白鲜皮、蜂房、蜈蚣、全蝎、乌梢蛇、白花蛇等，用量1.5～9克。根据临床表现不同，辨证选用，如急性进行期，选清热凉血药为主，佐以养血润燥之品；慢性静止或退行期，选用养血润肤药为主，佐以清热凉血；不论何型，根据患者瘙痒程度，均加祛风止痒药物。慢性病日久，重用虫类搜风，对慢性浸润肥厚并局限者，加用活血软坚之品（如三棱、莪术、山甲等）。在内服药的同时，可外用加味黄芩膏（黄芩膏87克，枯矾、青黛各5克，轻粉3克，冰片适量，调匀而成），以清热解毒，消炎止痒。

管师治银屑病善加雷公藤，用量10～25克。雷公藤有类似皮质类固醇激素和免疫抑制剂的作用，动物实验证明有抗肿瘤活性作用。其对银屑病的作用机制可能是抑制了细胞DNA的合成，迟缓细胞丝状分裂速度，抑制增生活跃的表皮细胞而发生疗效。临床观察，在配伍中加入雷公藤，病者瘙痒程度明显减轻，皮损变淡变薄，鳞屑减少。管老在治疗中，还喜配用鸡血藤30克，以增加白细胞，并加甘草以和胃，可减轻雷公藤之副作用。即使出现轻微反应，经对症处理或暂停治疗，反应便很快消失，不影响再治疗。管老认为，雷公藤应去皮用根，以福建建宁产者为佳，毒性较小，并要求患者每月查血常规及肝功。

3. 治结节红斑　活血化瘀　随证配伍

结节性红斑，是常见的下肢皮下结节病之一，好发于小腿伸侧，呈对称性，也可累及前臂及大腿部，结节枚数不定，大小不一，类似中医古籍所载的"瓜藤缠"、"梅核"等。管老认为，本病为素体血分有热，外受湿邪，湿热蕴结，导致脉络阻塞，气血凝滞而成。唐容川《血证论》云："既已成瘀，不论初起已久，总宜散血，血散瘀去，寒热、风湿均无遗留之迹矣。"因此，管师治疗这类病，以活血化瘀、通经活络为主，再根据临床见症辅以疏风、清热、除湿、软坚之品。久病伤及气血者，重用滋阴养血药。

病案二：秦某，女，26岁。两下肢反复发作皮肤结节7年余，发作时两小腿有大小不等的红斑、硬结、疼痛。以后红斑转黄褐色，结节缩小变软而消退。曾作结节活检，证实为结节性红斑。检查：两小腿伸侧见多数散在、大小不等的鲜红斑，结节有指头至核桃大，扪之灼热，压之作痛。舌红、苔薄黄腻，脉滑数。中医诊断为"梅核"；西医诊断为结节性红斑。治以活血通络，佐以清利湿热。

处方：牛膝、赤芍、三棱、莪术各10克，丹参15克，鸡血藤、忍冬藤各30克，泽兰、泽泻、黄柏、青木香各10克，生甘草6克。每日1剂水煎服，并嘱卧床休息，抬高患肢。

服药 5 剂，红斑色泽变淡变暗，结节亦缩小变软，疼痛减轻。前方继进 10 剂后，皮损全部消退，临床治愈。

【按】 由于湿热下注于血脉经络之中，留恋不退，致气血运行不畅，气滞则血瘀，瘀阻经络，不通则痛，瘀乃有形之物，故见结节如核桃；结节新起，湿热俱盛，故色鲜红，扪之灼热，舌红、苔黄腻，脉滑数皆为湿热之征象，故以鸡血藤、丹参、三棱、莪术、泽兰，活血破血，疏通经络为主；赤芍凉血和血，牛膝引经下行，木香行气止痛，气行则血行；并配以泽泻、黄柏、忍冬藤，清利湿热，甘草调和诸药。湿热清除，瘀血得散，气血流畅，结节自消。

4. 古为今用　勇于探索　创消风冲剂

皮肤病大多表现为红斑、丘疹、水疱、血痂、鳞屑或苔藓样改变，其病因不外风、湿、热、燥等邪，一般治则为清热、凉血、除湿、祛风，故方选消风散为宜。消风散首见于明·陈实功《外科正宗》，药由荆芥、防风、蝉蜕、牛蒡子、苦参、苍术、通草、知母、生地、石膏、当归、大麻仁组成。具清热凉血，苦寒祛湿，祛风止痒之功。管老古为今用，研制成服用方便的消风合剂，通过对数百例皮肤病患者的临床应用，进一步采用中西药物制成消风冲剂新剂型，内含荆芥、蝉衣、生石膏、生地、地骨皮、生甘草及西药醋苯茚胺、氨茶碱等。现代药理报道，荆芥、生石膏、生地、地骨皮、生甘草分别有促进皮肤血液循环和镇静作用，并有抗炎、抗过敏及类肾上腺皮质激素作用；所含西药有抗组织胺、扩张平滑肌作用。本冲剂发生疗效的机制是结合了中西药物二者之长，并有相辅相成的优点，是中西结合的剂之一。临床广泛用于荨麻疹、丘疹性荨麻疹、皮肤划痕症、接触性皮炎、湿疹、皮肤瘙痒症、玫瑰糠疹、异位性皮炎等多种瘙痒性皮肤病皆有显效，无任何副作用，深受广大病者欢迎。

（江苏省徐州市矿务局职工第一医院　于东岷）

第八章　年　谱

1930 年 8 月 6 日，出生于上海市。

1936 年 9 月至 1942 年 7 月，上海市怀恩小学学习。

1942 年 9 月至 1945 年 7 月，上海市桃坞中学学习。

1945 年 9 月至 1948 年 7 月，上海圣约翰大学高中部学习。

1948 年 9 月至 1952 年 7 月，上海圣约翰大学医学院学习。

1952 年 9 月至 1954 年 7 月，上海第二医学院学习。

1954 年 9 月至 1958 年 12 月，南京医学院附属工人医院皮肤科，助教、住院医师。

1955 年 4 月，与胡慧英女士喜结良缘。

1958 年 12 月至 1961 年 5 月，南京中医学院西医离职学习中医班学习。

1961 年至 1963 年，南京医学院附属工人医院皮肤科，助教、住院医师。

1963 年至 1966 年 6 月，南京医学院附属工人医院皮肤科，讲师、主治医师。

1966 年 6 月至 1979 年 10 月，江苏省中医院、江苏省中医研究所，讲师、主治医师。

1974 年至 1978 年，南京地区皮肤科协作组秘书。

1977 年起，江苏医学会皮肤科学组成员。

1976 年至 1984 年，江苏省中医院、江苏省中医研究所皮肤科，行政副主任。

1978 年至 1980 年 10 月，江苏省中医研究所，助理研究员。

1979 年 10 月至 1986 年 12 月，江苏省中医院、江苏省中医研究所，副主任医师。

1979 年 12 月，《活血化瘀法在皮肤科的应用》荣获南京市优秀学术论文。

1980 年至 1981 年，编著《实用中医皮肤病学》。

1980 年至 1981 年，参加编著《临床皮肤病学》第一版，撰写"中医皮肤病基础"及"皮肤病的预防"两个章节。

1980 年至 1981 年，参加编著全国高校教材《中医外科学》中医皮肤病章节。

1980 年 10 月至 1987 年 12 月，江苏省中医研究所，副研究员。

1981 年 11 月，任全国中西医结合学会皮肤科专业委员会委员。

1981 年，任江苏省中西医结合学会皮肤科专业委员会主任委员。

1981 年，任江苏省中医药学会皮肤科专业委员会主任委员。

1981 年及 1983 年，荣获江苏省中医研究所先进工作者。

1982 年 9 月至 1982 年 12 月，创办第一届江苏省中医皮肤科医师提高班。

1983 年 2 月，《中药雷公藤制剂治疗银屑病的疗效总结》荣获南京市优秀学术论文。

1983 年 12 月，"松针系列化妆品"荣获江苏省轻工业科技成果新产品一等奖。

1984 年 8 月至 1990 年 8 月，江苏省中医院、江苏省中医研究所皮肤科，行政主任。

1985 年，"中药制剂消风止痒冲剂"荣获南京市优秀科技成果三等奖。

1986 年 12 月至今，江苏省中医院、江苏省中医研究所皮肤科，主任医师。

1987 年 12 月至今，江苏省中医研究所，研究员。

1990 年，任全国中医皮肤美容专业委员会主任委员。1992 年，获江苏省名中西医结合专家。

1995 年，加入中国农工民主党。

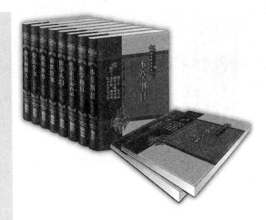

❈ 中医非物质文化遗产临床经典读本（100册）

❈ 中医非物质文化遗产临床经典名著（46册）

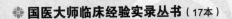

- 建国以来最好的一套中医古籍
- 越千年，集大成，扬华夏璀璨文明
- 承正统，聚经典，展中医智慧之光

❈ 国医大师临床经验实录丛书（17本）

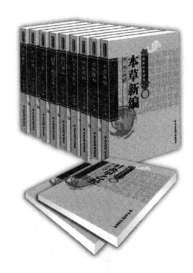

- 顶级国医的临床传世绝学
- 国宝级大师临证思辨真传

❈ 李克绍医学全集（7本）

曾经重印多次、一再脱销的伤寒大家李克绍的经典名著再度震撼上市！

- 虽博参诸家而不肯轻信
- 观点鲜明　超强思辨
- 伤寒解惑　名不虚传

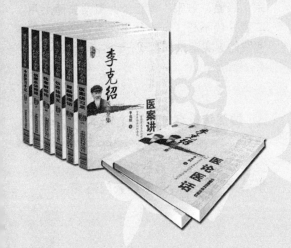

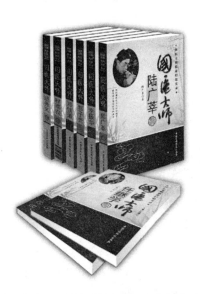

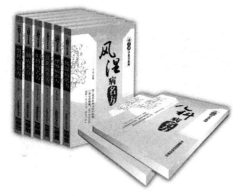

❀《读经典学名方系列丛书》（12本）

工欲善其事必先利其器，中医坐诊临证，心中有名方效方，必将"攻无不克、战无不胜"

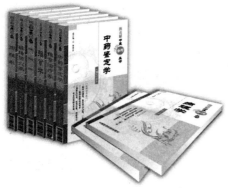

❀《图表解中医备考丛书》（29本）

【备考学习笔记】
教材大瘦身，重点考点凸显，一目了然
——教师备课的好帮手
图表化内容，执简奴繁，清晰易记
——考生过关的杀手锏

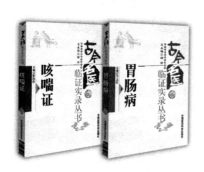

❀《古今名医临证实录丛书》（22本）

清末医家余听鸿先生云："医书虽众，不出二义；经文、本草、经方，为学术规矩之宗；经验、方案、笔记，为灵悟变通之用，二者并传不朽。"本丛书即为古今名家医学实践的忠实记录和再现。

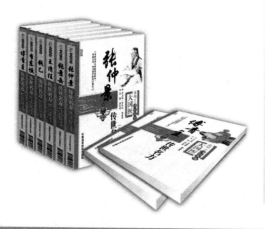

❀ 国医传世名方系列（10本）

全面公开大国医首创妙方，
带给读者一场方剂学的豪门盛宴。